Besser schlafen mit Qigong

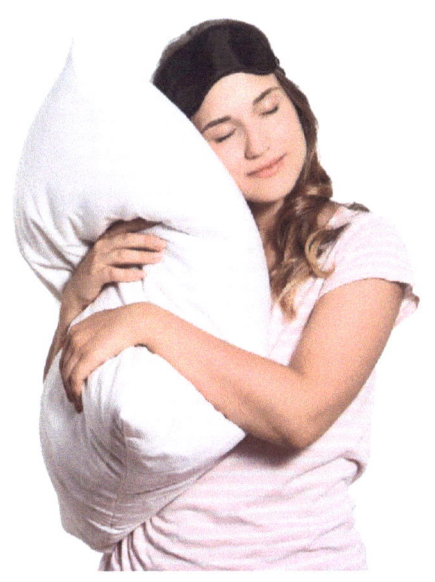

Der ganzheitliche Ratgeber

Alexandra Bauschat

Inhaltsverzeichnis

1. Qigong - das chinesische Energie-training — 4

2. Schlafstörungen verstehen — 12

3. Die Verbindung zwischen Qigong und Schlaf — 20

4. Qigong für Stressbewältigung — 28

5. Qigong gegen Angst — 39

6. Praktische Qigong-Übungen für besseren Schlaf — 45

7. Integration von Qigong in den Alltag — 51

8. Tipps für eine gesunde Schlafumgebung — 59

9. Langfristige Strategien für besseren Schlaf — 69

10. Schlussgedanken — 75

Autorin und Herausgeberin:

Alexandra Bauschat

Sulzaer Strasse. 12, 14199 Berlin

www.yoga-qigong.berlin

Layout: Aristid Bauschat

Kapitel 1

Qigong - das chinesische Energietraining

Vor über 30 Jahren hörte ich zum ersten Mal von einem Seminar mit dem Titel „Mit den Händen heilen", das von einem ungarischen Schamanen geleitet wurde. Ich meldete mich spontan an – neugierig, offen und voller Fragen. Damals hatte ich durch meine Yogalehrerausbildung bereits erste Erfahrungen mit Atem- und Körperübungen gesammelt und war tief berührt von der Verbindung zwischen Körper und Geist.

Während des Seminars setzte mich der Schamane – vor rund 40 Teilnehmern – in die Mitte und demonstrierte eine Energieübertragung. Ich wusste damals nicht, was genau geschah, aber ich fühlte mich plötzlich so klar, verbunden und geerdet wie nie zuvor. Nach dem Seminar fragte ich ihn, ob ich dieses Gefühl selbst erreichen könne. Seine Antwort war einfach: „Lerne Qigong – und trainiere deine Energie."

Heute, drei Jahrzehnte später, blicke ich zurück auf einen spannenden Weg mit zwei chinesischen Qigong-Meistern und einem tiefen, jahrelangen Training. Qigong hat mein Leben grundlegend verändert und seit über zwanzig Jahren gebe ich dieses Wissen weiter.

Was ist Qigong?

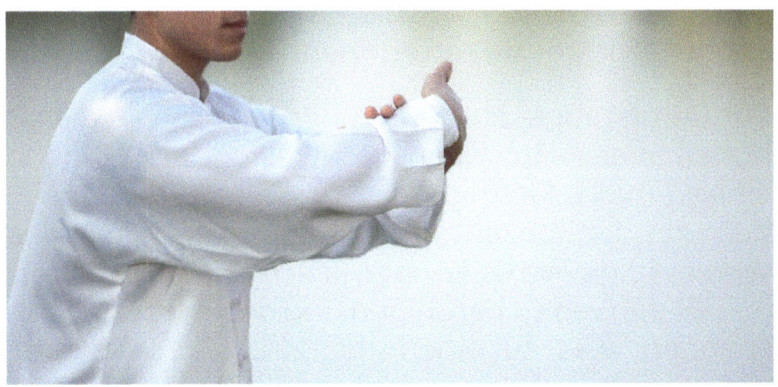

Qigong ist eine uralte chinesische Praxis, die Körper, Geist und Seele in Einklang bringt. Sie kombiniert Bewegung, Atemtechniken und Meditation, um das Qi, die Lebensenergie, zu fördern und zu harmonisieren. Ursprünglich als Teil der Traditionellen Chinesischen Medizin (TCM) entwickelt, hat Qigong im Laufe der Jahrhunderte an Popularität gewonnen und wird heute weltweit praktiziert. Die sanften Bewegungen und die Fokussierung auf den Atem machen dieses Energietraining besonders geeignet für Menschen, die unter Stress, Angstzuständen oder Schlafstörungen leiden.

Die Techniken des Qigong sind vielfältig und reichen von einfachen Atemübungen bis hin zu komplexeren Bewegungsabläufen. Diese Übungen sind darauf ausgelegt, Mensch und Natur zu verbinden, Verspannungen im Körper zu lösen und den Energiefluss zu fördern. In der daoistischen Philosophie wird der Mensch als energetisches Wesen betrachtet, ein Mikrokosmos, der sich dem Makrokosmos anpassen muss, um ein langes und gesundes Leben zu führen. Durch Qigong-Übungen und Meditationstechniken sind wir in der Lage, Energie zu empfangen und zu transformieren, wodurch wir unser Leben positiv gestalten können.

Für Berufstätige, Studenten und Menschen, die oft hohen Stressfaktoren ausgesetzt sind, kann Qigong eine wertvolle Methode sein, um innere Ruhe zu finden und die Konzentration zu steigern. Durch eine regelmäßige Praxis können die Teilnehmer lernen, ihre Gedanken zu beruhigen und den Körper zu entspannen, was zu einem besseren Schlaf führen kann.

Ein zentrales Element von Qigong ist die Achtsamkeit, die es den Praktizierenden ermöglicht, sich auf den gegenwärtigen Moment zu konzentrieren. Diese Achtsamkeit kann helfen, die Gedanken von den Sorgen des Alltags abzulenken und so einen klareren Geist zu fördern. Besonders auch für junge Eltern, die oft zwischen Beruf und Familie jonglieren, bietet das Energietraining eine Möglichkeit, sich selbst Zeit zu schenken und Stress abzubauen. Die regelmäßige Ausübung kann nicht nur das Schlafverhalten verbessern, sondern auch das allgemeine Wohlbefinden steigern.

Zahlreiche Studien belegen die positiven Effekte von Qigong auf die psychische Gesundheit. Menschen, die regelmäßig praktizieren, berichten von einer signifikanten Reduktion von Angst und Stress. Die Kombination aus Bewegung und Meditation fördert die Ausschüttung von 'Wohlfühlhormonen' und hilft, sich von belastenden Gedanken zu befreien. Negative Energien lassen sich umwandeln, wodurch eine klare und ruhige Denkweise, die oft entscheidend für den beruflichen Erfolg ist, besonders hilfreich sein kann.

Zusammenfassend lässt sich sagen, dass Qigong eine effektive Methode ist, um Schlafstörungen, die durch Stress und Angst verursacht werden, zu lindern. Durch die Integration von Qigong in den Alltag können Berufstätige, Studenten und Menschen, die unter Stress leiden, nicht nur ihre Schlafqualität verbessern, sondern auch ein Gleichgewicht zwischen Körper und Geist herstellen. Die Praxis lädt dazu ein, sich selbst zu erkennen und die innere Ruhe zu finden, die in der hektischen Welt von heute oft verloren geht.

Die Geschichte des Qigong

Die Geschichte des Qigong reicht mehrere Jahrhunderte zurück und ist tief in der chinesischen Kultur verwurzelt. Die frühesten Aufzeichnungen über Qigong-Techniken lassen sich bis in die Han-Dynastie (206 v. Chr. – 220 n. Chr.) zurückverfolgen, wo es als eine Methode zur Förderung der Gesundheit und zur Steigerung der Lebensenergie, auch bekannt als "Qi", praktiziert wurde. Im Laufe der Jahrhunderte entwickelte sich Qigong weiter und integrierte verschiedene philosophische und spirituelle Ansätze, darunter den Daoismus, Konfuzianismus und den Buddhismus.

Während der Tang-Dynastie (618–907 n. Chr.) erlebte Qigong eine Blütezeit. Zu dieser Zeit wurden zahlreiche Schriftstücke verfasst, die die Prinzipien und Techniken des Qigong dokumentierten. Die

Praxis wurde zunehmend in Klöstern und unter den Gelehrten verbreitet, die die heilenden Eigenschaften von diesem Energietraining erkannten. Die Verbindung von Bewegung, Atmung und Meditation wurde als effektive Methode zur Stressbewältigung und zur Harmonisierung von Körper und Geist angesehen und zu einer Rückkehr zum 'wahren Selbst'. Dies legte den Grundstein für die Entwicklung der verschiedenen Qigong-Stile, die heute praktiziert werden.

In der modernen Geschichte, insbesondere im 20. Jahrhundert, erlebte Qigong eine Renaissance. Mit der zunehmenden Anerkennung alternativer Heilmethoden begannen immer mehr Menschen, sich für Qigong zu interessieren. In den 1950er Jahren in China wurden staatliche Programme zur Förderung von Qigong ins Leben gerufen, um die Gesundheit der Bevölkerung zu verbessern. Dies führte zur Verbreitung von Qigong in der gesamten Gesellschaft, und es wurde zunehmend als wirksame Methode zur Behandlung von Stress, Angst und Schlafstörungen angesehen.

Die Integration von Qigong in die westliche Welt begann in den 1970er Jahren, als erste Lehrer und Praktizierende nach Europa und Nordamerika reisten, um die Techniken zu vermitteln. Diese Verbreitung führte zu einer Vielzahl von Stilen und Schulen, die sich an unterschiedliche Bedürfnisse anpassten. Für Menschen, die unter den Belastungen des modernen Lebens leiden, bietet Qigong eine wertvolle Möglichkeit, innere Ruhe zu finden und die Resilienz gegenüber Stress zu stärken. Die Koordination von

Bewegung und Atmung hilft, Spannungen abzubauen und das allgemeine Wohlbefinden zu fördern.

Heute ist Qigong nicht nur in China, sondern weltweit anerkannt und geschätzt. Die Praxis wird in vielen Kliniken und Wellnesszentren angeboten und gewinnt zunehmend an Popularität als ergänzende Therapie bei Schlafstörungen, Stress und Angst. Die einfache Zugänglichkeit und die Möglichkeit, Qigong individuell anzupassen, machen es besonders attraktiv für Menschen, die an sich arbeiten und Selbstverantwortung übernehmen wollen. Durch das Verständnis der Geschichte des Qigong wird deutlich, dass diese alte Praxis nicht nur eine Form der Bewegung ist, sondern ein ganzheitlicher Ansatz zur Förderung von Gesundheit und innerer Balance in einer oft hektischen und herausfordernden Welt.

Die Grundlagen der Qigong-Praxis

Die Grundlagen der Qigong-Praxis sind essenziell für das Verständnis und die Anwendung dieser alten chinesischen Heilkunst, insbesondere für Menschen, die unter Schlafstörungen, Stress und Angst leiden. Qigong kombiniert sanfte Bewegungen, Atemübungen und Meditation, um den Fluss der Lebensenergie, auch Qi genannt, im Körper zu harmonisieren. Das Energietraining bietet eine wertvolle Möglichkeit, den Körper zu stärken und den Geist zu fokussieren. Jeder Mensch verfügt über ein Energiepotenzial, das im Laufe des Lebens verbraucht wird und daher geschützt und weise eingesetzt werden sollte. Energie kann durch spezielle

Übungen transformiert und Blockaden gelöst werden.

Ein zentrales Element der Qigong-Praxis ist die Atmung. Durch bewusstes Atmen wird nicht nur die Sauerstoffaufnahme verbessert, sondern auch das parasympathische Nervensystem aktiviert, welches für Entspannung und Regeneration zuständig ist. Aus mehreren Studien lässt sich schließen, dass das Energietraining (Qigong/Taiji) wichtig ist und zu einem Umschalten des Nervensystems von sympathischer auf parasympathische Aktivität führt. Das vegetative Nervensystem besteht aus zwei Bereichen: **dem Sympathikus und dem Parasympathikus.**

Der Ursprungsort beider Systeme liegt im Gehirn. Über unsere Nervenbahnen werden die Informationen dorthin gebracht, wo sie wirken sollen, nämlich zu den Organen. Durch das Zusammenspiel dieser Wirkmechanismen entsteht im Körper ein harmonischer Ausgleich und der ist wichtig! Wenn man sich nur in einer Anspannung befindet „brennt der Körper aus"(das sogenannte Burn-out Syndrom) und jeder Zweite glaubt davon bedroht zu sein. Anhaltende Erschöpfung, innere Anspannung und Rückenschmerzen sind typische Symptome. Die gezielte Atemtechnik fördert eine tiefere Verbindung zur eigenen Körperwahrnehmung und hilft, Spannungen abzubauen. Insbesondere in stressreichen Zeiten ist eine ruhige, gleichmäßige Atmung entscheidend, um innere Unruhe zu reduzieren und die Schlafqualität zu steigern.

Neben den Atemübungen sind die Bewegungen - auch Formen genannt - im Qigong von zentraler

Bedeutung. Diese Bewegungen sind meist fließend und leicht, wodurch sie sich besonders gut in den hektischen Alltag integrieren lassen. Ein regelmäßiges Training kann Verspannungen lösen, die Muskulatur stärken, die Flexibilität erhöhen und den Energiefluss steigern. Diese körperlichen Vorteile tragen dazu bei, dass sich die Praktizierenden insgesamt wohler fühlen, was sich positiv auf den Schlaf auswirkt. Gerade für Menschen mit einem vollen Terminkalender ist es wichtig, Methoden zu finden, die sowohl entspannend als auch revitalisierend sind.

Ein weiterer wesentlicher Punkt von Qigong ist der meditative Charakter. Er hilft den Praktizierenden, ihren Geist zur Ruhe zu bringen und sich von den kontinuierlichen Gedankenströmen zu lösen, die häufig Schlafprobleme verursachen. Durch eine regelmäßige Meditationspraxis kann eine tiefere Einsicht in die eigenen Gedankenmuster und Gefühle gewonnen werden. Dies ist besonders hilfreich für Menschen, die in stressigen Berufen tätig sind oder hohe Verantwortung tragen, da sie lernen, ihre innere Balance zu finden und zu bewahren.

Abschließend lässt sich sagen, dass die Grundlagen der Qigong-Praxis eine wertvolle Unterstützung für alle darstellen, die an einem gesunden langen und erfüllten Leben interessiert sind. Die Kombination aus Atemtechniken, sanften Bewegungen und Meditation ermöglicht es, innere Ruhe zu finden und den Alltag gelassener zu meistern. Qigong bietet jedem Menschen die Möglichkeit, das persönliche Wohlbefinden zu erhöhen und die Lebensqualität dauerhaft zu steigern.

Kapitel 2

Schlafstörungen verstehen

Verschiedene Arten von Schlafstörungen

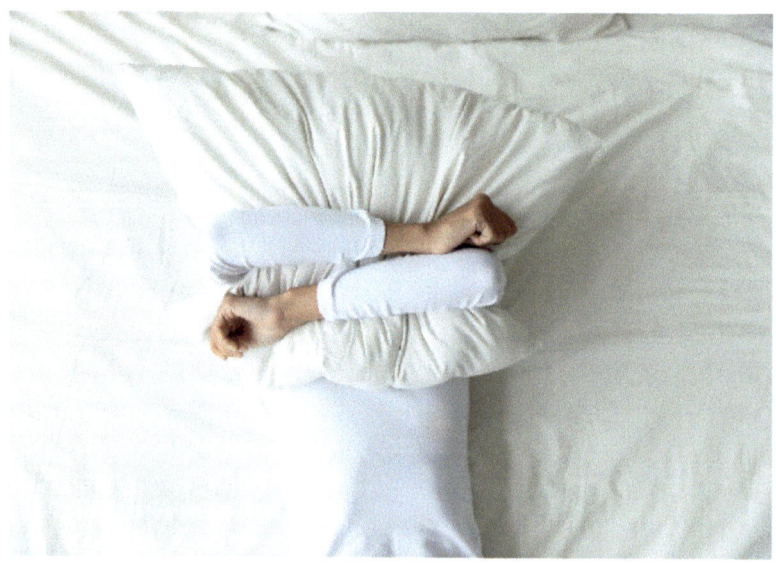

Schlafstörungen sind ein weit verbreitetes Problem, das viele Menschen betrifft, insbesondere Berufstätige und Menschen in Führungspositionen. Bedauerlicherweise sind zunehmend auch jüngere Menschen betroffen.

Eine aktuelle Analyse, dass **fast 30 Prozent** weltweit der Erwachsenen Probleme beim Einschlafen oder Durchschlafen hatten und mehr als 27 Prozent dieser Stichprobe tagsüber schläfrig waren (RKI). **Ein- und Durchschlafstörungen** sind die am häufigsten auftretenden Schlafprobleme. Laut einer neuen

Analyse leiden **sechs Millionen** Deutsche an Schlafstörungen. Das erhöht das Risiko für diverse Krankheiten. Schlafmangel gilt als Epidemie der öffentlichen Gesundheit – denn Schlaf ist für unsere Gesundheit von grundlegender Bedeutung.

Schlaf ist keine Frage des Luxus, sondern eine grundlegende Notwendigkeit. Der Körper benötigt ihn als Erholungsphase. Während des Schlafs arbeitet der Körper auf einem niedrigeren Niveau, Herzschlag und Blutdruck sinken. In dieser Zeit werden Stoffwechselvorgänge, wie der Zucker- und Fettstoffwechsel, optimiert, Reparaturprozesse in den Zellen finden statt und das Immunsystem wird gestärkt. Schlaf spielt eine entscheidende Rolle für die Regeneration. Um gesund zu bleiben, ist Schlaf für den Menschen unerlässlich.

Die Bedeutung des Schlafs wird oft erst sichtbar, wenn er fehlt. Anhaltender Schlafmangel beeinträchtigt die neuronalen Prozesse und begünstigt zahlreiche Erkrankungen wie Herz-Kreislauf-Probleme oder Depressionen und erhöht die Anfälligkeit für Infektionen. Gleichzeitig steigt das Risiko für Übergewicht und eine Störung des Zuckerstoffwechsels (Diabetes mellitus). Selbst die Sterblichkeit kann durch Schlafmangel erhöht werden.

Ein Schlafzyklus besteht aus vier Schlafphasen:

1. **Schlafphase**: Einschlafphase. Die Einschlafphase (Non-REM-Schlaf, Stadium N1) ist gekennzeichnet durch den Übergang vom Wachzustand zum Schlafen.

2. **Schlafphase**: Leichtschlaf.

3. **Schlafphase**: Tiefschlaf.

4. **Schlafphase**: REM-Schlaf (Traumschlaf).

Stellen Sie sich ihre Schlafphasen wie eine Treppe vor. Nach dem Überwinden der Einschlafphase steigen Sie Stufe für Stufe in den Leichtschlaf, dann in den Tiefschlaf und schließlich wieder eine Stufe nach oben in den leichteren REM-Schlaf, bevor Sie erneut einen Schritt zurück in den Leichtschlaf machst. Um eine entspannte und erholsame Nacht zu gewährleisten, muss ihr Körper sämtliche Schlafphasen mehrmals durchlaufen. Nur so sind Sie am nächsten Morgen sowohl geistig als auch körperlich leistungsfähig und bereit für den Tag.

Schlafprobleme können sich in verschiedenen Formen manifestieren, darunter Schlaflosigkeit, Schlafapnoe, Restless-Legs-Syndrom und Parasomnie. Diese Störungen beeinträchtigen nicht nur die Schlafqualität, sondern auch die allgemeine Lebensqualität, das Wohlbefinden und die Leistungsfähigkeit im Alltag. Es ist wichtig, die verschiedenen Arten von Schlafstörungen zu verstehen, um gezielte Gegenmaßnahmen ergreifen zu können.

Die häufigste Form ist die *Schlaflosigkeit*, die oft durch Stress und Angstzustände verursacht wird. Betroffene haben Schwierigkeiten, einzuschlafen oder durchzuschlafen, was zu Tagesmüdigkeit und Konzentrationsschwierigkeiten führt. Bei Berufstätigen und Studenten kann dies zu einer verminderten Leistungsfähigkeit und erhöhtem Stress führen.

Die Ursachen sind vielfältig und reichen von psychischen Belastungen bis zu ungesunden Schlafgewohnheiten. Es ist daher entscheidend, effektive Strategien zur Stressbewältigung zu entwickeln.

Eine weitere häufige Schlafstörung ist die **Schlafapnoe**, die durch Atemaussetzer während des Schlafs gekennzeichnet ist. Diese Störung tritt häufig bei Menschen auf, die übergewichtig sind oder einen unregelmäßigen Lebensstil führen. Schlafapnoe kann zu ernsthaften gesundheitlichen Problemen führen, darunter Herz-Kreislauf-Erkrankungen. Für berufstätige Menschen kann die ständige Müdigkeit, die aus dieser Störung resultiert, zu einem signifikanten Rückgang der Produktivität führen. Eine frühzeitige Diagnose und Behandlung sind entscheidend, um die Lebensqualität zu verbessern.

Das **Restless-Legs-Syndrom** ist eine weitere Form der Schlafstörung, die oft mit einem unangenehmen Kribbeln in den Beinen einhergeht. Diese Empfindungen treten meist abends oder nachts auf und können das Einschlafen erheblich erschweren. Besonders bei Menschen in Führungspositionen, die oft unter hohem Druck stehen, kann dies zu zusätzlichen Belastungen führen. Eine Kombination aus Entspannungstechniken und geeigneten Lebensstiländerungen kann helfen, die Symptome zu lindern und die Schlafqualität zu verbessern.

Parasomnien, wie Schlafwandeln oder Albträume, sind ebenfalls relevante Schlafstörungen. Diese Störungen können sowohl Kinder als auch Erwachsene betreffen und oft durch Stress oder emotionale Belastungen ausgelöst werden. Ein integrativer Ansatz, der Qigong-Techniken zur Förderung von innerer Ruhe und Entspannung einbezieht, kann helfen, den Schlaf zu verbessern und die Auswirkungen dieser Störungen zu minimieren.

Die Ursachen von Schlafstörungen

Schlafstörungen sind ein weit verbreitetes Problem, das viele Menschen in ihrem Alltag beeinträchtigt. Die Ursachen für diese Störungen sind vielfältig und können sowohl physischer als auch psychischer Natur sein. Stress und Angst sind zwei der häufigsten Auslöser, die den Schlaf erheblich beeinträchtigen können. Diese Faktoren führen oft zu einer Überaktivität des Geistes, die das Einschlafen und Durchschlafen erschwert.

Ein wesentlicher Faktor für Schlafstörungen ist der chronische Stress, der in der heutigen schnelllebigen Gesellschaft allgegenwärtig ist. Berufliche Verpflichtungen, Zeitdruck und die ständige Erreichbarkeit können zu einer Überlastung führen, die sich negativ auf die Schlafqualität auswirkt. Stress aktiviert das sympathische Nervensystem, was zu einer erhöhten Ausschüttung von Stresshormonen wie Cortisol führt. Dies kann dazu führen, dass die Betroffenen sich nachts unruhig fühlen und Schwierigkeiten haben, zur Ruhe zu kommen.

Angstzustände sind ein weiterer bedeutender Faktor, der zu Schlafstörungen beitragen kann. Menschen, die unter Angst leiden, neigen dazu, Gedanken und Sorgen mit ins Bett zu nehmen. Diese stän-

dige Grübelei kann das Einschlafen erheblich erschweren und zu einem fragmentierten Schlaf führen. Insbesondere bei Menschen, die unter Leistungsdruck stehen, können diese Ängste verstärkt
auftreten. Oftmals ist der Geist so beschäftigt, dass
es schwerfällt, sich zu entspannen und den Schlaf zu
finden.

Physische Ursachen sollten ebenfalls nicht vernach-
lässigt werden. Schlafapnoe, Restless-Legs-Syndrom oder andere gesundheitliche Probleme können die Schlafqualität ebenfalls beeinträchtigen.
Gerade bei Berufstätigen, die oft wenig Zeit für sich
selbst haben, können körperliche Beschwerden
durch mangelnde Selbstfürsorge verstärkt werden.
Eine ungesunde Ernährung, Bewegungsmangel
und unregelmäßige Schlafgewohnheiten tragen
zusätzlich zu Schlafproblemen bei und können einen Teufelskreis auslösen.

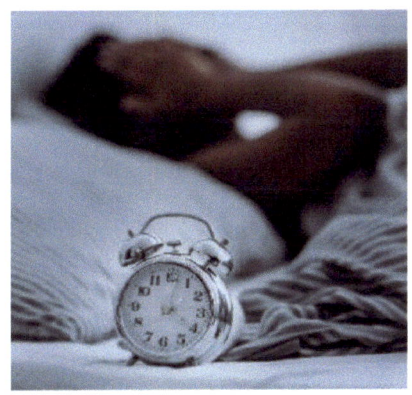

Um Schlafstörungen zu
bekämpfen, ist es wich-
tig, die zugrunde lie-
genden Ursachen zu
identifizieren. Qigong
bietet hier einen ganz-
heitlichen Ansatz, um
Stress und Angst zu re-
duzieren und die in-
nere Ruhe zu fördern.
Durch gezielte Atemtechniken, sanfte Bewegungen
und Meditation können Betroffene lernen, Selbstverantwortung zu übernehmen, ihren Geist zu beruhigen und körperliche Spannungen abzubauen.
Damit wird nicht nur die Schlafqualität verbessert,

sondern auch die allgemeine Lebensqualität gesteigert.

Die Auswirkungen von Stress und Angst auf den Schlaf

Stress und Angst sind zwei der häufigsten Ursachen für Schlafstörungen. Wenn der Geist ständig mit Sorgen und Druck beschäftigt ist, fällt es schwer, zur Ruhe zu kommen und einen erholsamen Schlaf zu finden. Die physiologischen Veränderungen, die durch Stress und Angst ausgelöst werden, können den Schlaf erheblich beeinträchtigen. Dazu gehören erhöhte Herzfrequenz, erhöhte Cortisolspiegel und eine überaktive Sympathikus-Aktivität, die alle das Einschlafen und die Schlafqualität negativ beeinflussen. Die Auswirkungen von Stress auf den Schlaf sind vielfältig. Menschen, die unter Druck stehen, erleben oft Schwierigkeiten beim Einschlafen oder häufiges Aufwachen während der Nacht. Diese Schlafunterbrechungen führen nicht nur zu Müdigkeit am nächsten Tag, sondern können auch die Konzentration und Leistungsfähigkeit beeinträchtigen. Über längere Zeiträume kann chronischer Stress sogar zu ernsthaften Schlafstörungen wie Insomnie führen, die die allgemeine Lebensqualität stark beeinträchtigen.

Angstzustände sind ein weiterer Faktor, der den Schlaf erheblich stören kann. Die ständige Sorge um zukünftige Ereignisse oder das Gefühl, die Kontrolle zu verlieren, kann dazu führen, dass der Körper in einen Zustand der Alarmbereitschaft versetzt wird.

Diese physiologische Reaktion macht es nahezu unmöglich, sich zu entspannen und in den Schlaf zu finden. Häufige Gedanken über Ängste können als Gedankenspirale wirken, die es schwierig macht, den Geist zu beruhigen und sich auf den Schlaf einzulassen.

Qigong bietet eine effektive Methode, um den Einfluss von Stress und Angst auf den Schlaf zu reduzieren. Das Energietraining, das von der daoistischen Weltanschauung beeinflusst ist, unterstützt die Praktizierenden dabei, loszulassen, die Kontrolle abzugeben und sich in Gelassenheit zu üben. Im Hier und Jetzt leben, die eigene Energie wahrzunehmen und zu transformieren. Diese Praktiken können die Stresshormone im Körper senken und die parasympathische Aktivität erhöhen, was zu einer besseren Schlafqualität führt. Regelmäßige Qigong-Praxis kann nicht nur das Einschlafen erleichtern, sondern auch die allgemeine Schlafdauer und -tiefe verbessern.

Selbst kurze Übungseinheiten können helfen, Stress abzubauen und die innere Ruhe zu fördern. Indem man Qigong als Teil der Abendroutine einführt, können negative Gedanken und Anspannungen des Tages losgelassen werden. So wird der Weg zu einem erholsamen Schlaf geebnet, der für die körperliche und geistige Gesundheit unerlässlich ist.

Kapitel 3

Die Verbindung zwischen Qigong und Schlaf

Wie Qigong den Schlaf verbessern kann

Durch die Koordination von Körperbewegungen und Atmung werden Körper und Geist verbunden und harmonisiert. Durch die gezielte Förderung einer körperlichen Entspannung und der Regulierung des Energieflusses kann das Training helfen, die Ursachen von Schlafstörungen zu adressieren und eine tiefere, erholsamere Nachtruhe zu fördern. Das Energietraining beruhigt das Nervensystem und reduziert das Stresshormon Cortisol, das häufig für Schlafprobleme verantwortlich ist. Indem man regelmäßig Qigong-Übungen in den Alltag integriert, können Spannungen abgebaut und eine innere Ruhe gefördert und der "Monkey Mind" kontrolliert werden. Diese Methode hilft dabei, den Geist zu beruhigen und die Gedanken zur Ruhe kommen zu lassen, was besonders für Personen von Bedeutung ist, die oft mit einem überaktiven Verstand kämpfen.

Ein weiterer wichtiger Aspekt von Qigong ist die Verbesserung der Atemtechnik. Durch kontrollierte Atemübungen wird die Sauerstoffversorgung im Körper optimiert, was ebenfalls zu einer besseren körperlichen und geistigen Entspannung führt. Eine bewusste Atmung kann helfen, Angstzustände zu lindern und die Gedanken zu beruhigen, was den Übergang in den Schlaf erleichtert. Für Studenten z.B., die häufig mit Prüfungsangst konfrontiert sind, kann dies einen entscheidenden Unterschied machen. Der Atem verbindet Körper und Geist. Durch den Atem können wir den Körper bewusst beeinflussen und zur Entspannung führen. Wer kennt es nicht, dass man aus Angst plötzlich den Atem anhält und der gesamte Körper in eine Starre verfällt? Durch einige tiefe, bewusste Atemzüge können wir das wieder lösen.

Zusätzlich unterstützt Qigong die Harmonisierung des Energieflusses im Körper, auch bekannt als Qi. Qi – in Indien als Prana und in Japan als Ki bekannt – ist die Lebensenergie, die alles durchdringt. Sie fließt nicht nur durch unseren Körper, sondern erfüllt auch unser gesamtes Umfeld. Qi ist der unsichtbare Strom, der Leben ermöglicht. Im menschlichen Körper zirkuliert Qi durch Meridiane (Leitbahnen), Organe und Gewebe. Es nährt nicht nur die inneren Organe, sondern bewegt sich auch gemeinsam mit dem Blut – und beeinflusst somit sowohl unsere physische Gesundheit als auch unseren emotionalen und geistigen Zustand. Ein gestörter Qi-Fluss kann sich in Form von Unruhe, Erschöpfung oder Krankheit zeigen. Wenn das Qi jedoch frei fließt und im Gleichgewicht ist, entsteht ein Gefühl von Lebendigkeit, Klarheit und innerer Harmonie. Durch gezielte Qigong-Übungen wird der Energiefluss angeregt und Blockaden werden gelöst durch eine Transformation negativer Energien. Dies fördert nicht nur die physische Gesundheit, sondern auch das emotionale Wohlbefinden.

Schließlich ist die Integration von Qigong in den Alltag nicht nur eine Methode zur Verbesserung des Schlafs, sondern auch ein Werkzeug zur langfristigen Stressbewältigung. Die regelmäßige Praxis kann helfen, eine tiefere Verbindung zu sich selbst herzustellen und ein Gefühl der inneren Balance zu entwickeln. Für alle Menschen, die unter Stress und Angst leiden, kann Qigong somit eine transformative Wirkung auf das Schlafverhalten und das allgemeine Wohlbefinden haben.

Wissenschaftliche Studien zu Qigong und Schlaf

Wissenschaftliche Studien haben die positiven Effekte von Qigong auf den Schlaf und die damit verbundenen Stress- und Angstzustände umfassend untersucht. Eine Vielzahl von Forschungsarbeiten belegen, dass das chinesische Energietraining nicht nur die Schlafqualität verbessert, sondern auch die allgemeine Lebensqualität der Praktizierenden steigert. Deshalb durchsuchten WissenschaftlerInnen die Datenbanken MEDLINE, Embase, Web of Science, PsycINFO und Cochrane Library und auch China National Knowledge Infrastructure, Wanfang Data Information und die Chinese Science and Technical Periodical Databases nach bis Oktober 2022 veröffentlichten Studien, welche die Anwendung von Taiji und/oder Qigong bei Chronischem-Fatigue-Syndrom (CFS) behandelten.

13 Studien mit insgesamt 1187 ProbandInnen im Alter von im Mittel 40 Jahren wurden in die Meta-Analyse eingeschlossen. Zehn Studien befassten sich

mit Qigong, drei Studien mit Taiji. Die Qigong-Übungen dauerten mindestens 30 min. pro Session, mit mehr als drei Sessions in der Woche, und wurden für mindestens neun Wochen angewendet. Die längste Nachbeobachtungszeit betrug 12 Wochen. Unmittelbar nach Abschluss der Therapie und im Vergleich zur passiven Kontrolle war es erkennbar, dass die traditionellen chinesischen Methoden die Intensität von Fatigue, Depression und Angst reduzieren sowie die Schlafqualität und die mentale Leistungsfähigkeit verbessern konnten.

Eine weitere Studie an einer Gruppe von Personen mit Schlafstörungen zeigte, dass regelmäßige Qigong-Übungen zu signifikanten Verbesserungen in der Schlafqualität führten. Die Teilnehmer berichteten von einer Verringerung der Einschlafzeit und einer Erhöhung der Tiefschlafphasen. Diese Ergebnisse legen nahe, dass die langsamen, fließenden Bewegungen und die meditativen Elemente des Qigong zur Beruhigung des Nervensystems beitragen und somit eine natürliche Methode zur Bekämpfung von Schlaflosigkeit darstellen. Aus eigener Erfahrung kann ich sagen: Durch das Energietraining lernt man, den Körper besser zu steuern, sich gezielt zu entspannen und Müdigkeit schnell zu überwinden.

Darüber hinaus befasst sich eine andere Untersuchung mit den Auswirkungen von Qigong auf Stress und Angst. Die Ergebnisse dieser Studie zeigten, dass Qigong-Praktizierende im Vergleich zu einer Kontrollgruppe signifikant niedrigere Werte in Stress- und Angstscores aufwiesen. Diese Erkenntnisse sind besonders relevant für Menschen, die in anspruchsvollen Berufen tätig sind, da sie oft mit hohen Erwartungen und Druck konfrontiert sind, was zu Schlafstörungen führen kann. Qigong kann als effektive Strategie zur Stressbewältigung und Verbesserung des Schlafs dienen.

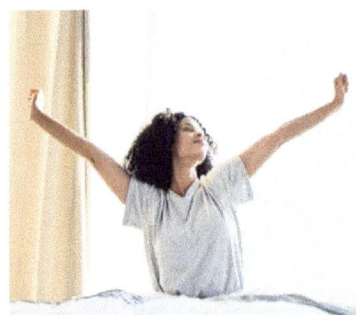

Zusätzlich zu den psychologischen Vorteilen zeigt die Forschung auch physiologische Veränderungen, die mit der Qigong-Praxis einhergehen. Studien haben eine Senkung des Cortisolspiegels, des sogenannten Stresshormons, bei regelmäßigen Qigong-Praktizierenden festgestellt. Ein stabilerer Hormonhaushalt kann zu einer besseren Schlafregulation beitragen und die Qualität des Schlafs weiter verbessern. Dies ist besonders wichtig für Personen, die in einer stressbelasteten Umgebung arbeiten, da ein ausgeglichener Cortisolspiegel entscheidend für die Erholung ist.

Insgesamt zeigen die wissenschaftlichen Studien zu Qigong und Schlaf, dass diese alte Praxis ein wirksames Mittel zur Verbesserung der Schlafqualität und zur Reduzierung von Stress und Angst ist. Für Menschen, die unter Schlafstörungen leiden, bietet Qigong eine zugängliche und effektive Methode, um innere Ruhe zu finden und die Lebensqualität zu steigern. Die Integration von Qigong in den Alltag könnte somit einen wertvollen Beitrag zur Verbesserung des allgemeinen Wohlbefindens leisten.

Erfahrungsberichte von Qigong-Praktizie- renden

Erfahrungsberichte von Qigong-Praktizierenden bieten wertvolle Einblicke in die positiven Auswirkungen dieser Praxis auf Schlafstörungen, insbesondere bei Menschen, die unter Stress und Angst leiden. Viele Berufstätige berichten, dass sie durch die regelmäßige Ausübung von Qigong nicht nur ihre körperliche Gesundheit verbessert haben, sondern auch ihre mentale Klarheit und emotionale Stabilität. Diese Berichte zeigen, wie wichtig es ist, regelmäßig Zeit für sich selbst zu nehmen, um die innere Balance zu finden und die Herausforderungen des Arbeitsalltags besser zu bewältigen.

Studenten, die oft mit Prüfungsstress und der ständigen Anspannung des Studienlebens konfrontiert sind, haben ebenfalls von den Vorteilen des Qigong profitiert. Sie berichten von einer spürbaren Verbesserung ihres Schlafs und einer Verringerung der Angst vor Prüfungen. Die langsamen, fließenden Bewegungen und die Atemtechniken des Qigong helfen ihnen, sich zu entspannen und den Kopf freizubekommen. Viele Studenten empfehlen, Qigong als Teil einer täglichen Routine zu integrieren, um die geistige Leistungsfähigkeit zu steigern und den Stresspegel zu senken.

In Führungspositionen entsteht oft der Druck, sowohl Entscheidungen zu treffen als auch ein Vorbild für das Team zu sein. Qigong-Praktizierende in diesen Positionen berichten von einer erhöhten Fähigkeit, Stress zu managen und emotionale Herausforderungen besser zu bewältigen. Durch die regelmäßige Praxis konnten sie ihre Resilienz stärken und eine positive Arbeitsumgebung fördern. Sie beschreiben, wie Qigong ihnen geholfen hat, die eigene innere Ruhe zu finden, was sich auch auf die Teamdynamik und die allgemeine Zufriedenheit am Arbeitsplatz auswirkt.

Eltern mit kleineren Kindern stehen oft vor der Herausforderung, Beruf und Familie unter einen Hut zu bringen, was zu Schlafstörungen führen kann. Viele von ihnen haben Qigong als eine Möglichkeit entdeckt, sich eine Auszeit zu nehmen und den Kopf freizubekommen. Die Erfahrungen zeigen, dass durch die Integration von Qigong in ihren Alltag ein Gefühl der Gelassenheit und des Wohlbefindens hergestellt werden kann. Diese Mütter und Väter berichten, dass sie durch die Praxis nicht nur besser schlafen, sondern auch mehr Energie und Geduld für ihre täglichen Aufgaben aufbringen können.

Ich kann das aus eigener Erfahrung nur bestätigen. Ich habe zwei Kinder und habe erst nach der Geburt meiner ersten Tochter intensiv mit Yoga und Qigong begonnen. Bei meinem ersten Kind war ich sehr ungeduldig, gestresst und hatte wenig Geduld; als mein Sohn vier Jahre später zur Welt kam und ich bereits viele Erfahrungen mit der Energiearbeit gesammelt hatte, war ich viel gelassener und entspannt. Ich kannte meinen Körper und wusste, wann ich mir eine Auszeit nehmen musste und wie ich mich um mein Wohlbefinden kümmern konnte, um diese herausfordernde Zeit zu meistern. Familie bedeutet auch, dass man Energie verliert, und man muss lernen, diese Energie zu schützen und wieder aufzuladen!

Zusammenfassend lässt sich sagen, dass die Erfahrungsberichte von Qigong-Praktizierenden eindrucksvoll belegen, wie wirksam diese Methode zur Linderung von Schlafstörungen bei Stress und Angst ist. Die Vielfalt der positiven Erfahrungen, von der mentalen Klarheit bis hin zur emotionalen Stabilität, macht Qigong zu einem wertvollen Werkzeug für alle, die in ihrem hektischen Alltag innere Ruhe finden möchten. Es lohnt sich, die eigene Praxis zu erkunden und die wertvollen Techniken des Qigong in das tägliche Leben zu integrieren, um langfristige positive Effekte auf die Schlafqualität und das allgemeine Wohlbefinden zu erzielen.

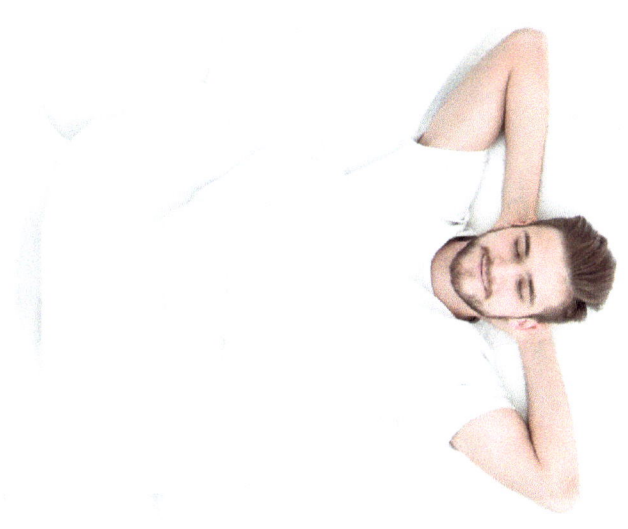

Kapitel 4

Qigong für Stressbewältigung

Die Rolle von Stress im Schlaf

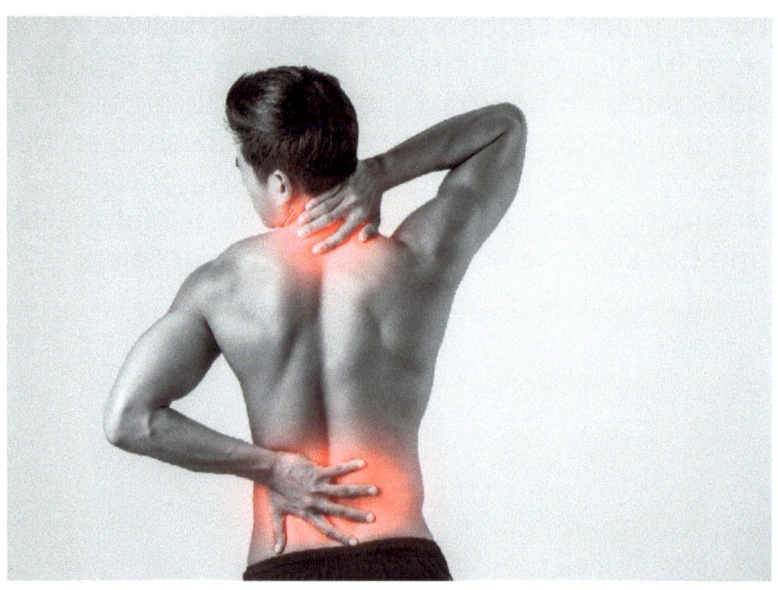

"Stress hat man nicht ...Stress macht man sich".
Das wurde mir ebenfalls früher oft gesagt, und obwohl ich mich häufig dagegen gewehrt habe, verstehe ich dieses Satz jetzt nach all meinen Jahren des Energietrainings. Es ist möglich, den Umgang mit Stress zu erlernen – doch wahre Veränderung geschieht nicht auf der rein intellektuellen, sondern auf der energetischen Ebene. Qigong – das Training

der Lebensenergie – ermöglicht es uns, uns von äußeren Umständen zu distanzieren und dadurch gelassener zu werden. Jeder Mensch erlebt Stress, entscheidend ist, wie man darauf reagiert!

Stress entsteht, wenn unterschiedliche innere oder äußere Reize, die man Stressoren nennt, auf uns einwirken und als belastend empfunden werden können, wie zum Beispiel Zeitdruck, bedeutende Lebensveränderungen oder körperliche Stressoren wie Krankheiten.

Man unterscheidet zwischen Eustress und Distress:

- **Eustress** ist „positiver Stress". Die Betroffenen nehmen ihre Stresssituation als eine Herausforderung wahr, die sie bewältigen können und sogar spannend finden. Dadurch steigen ihre Motivation und ihr Engagement.

- **Distress** ist „negativer Stress". Die Betroffenen sehen die Stresssituation als Hindernis und fühlen sich überfordert. Ihre Motivation und Engagement sinken.

Stress spielt eine entscheidende Rolle im Schlafverhalten von Menschen. In der heutigen schnelllebigen Welt, mit all den Informationen, die auf uns einströmen, sind viele von uns ständig hohen Anforderungen ausgesetzt, die zu chronischem Stress führen können. Dieser Stress hat nicht nur Auswirkungen auf unsere psychische Gesundheit, sondern beeinflusst auch unseren Schlaf erheblich. Schlafprobleme wie Schwierigkeiten beim Einschlafen, häufiges Erwachen oder unruhiger Schlaf treten oft als

Begleiterscheinungen von sogenanntem Distress auf.

Die physiologischen Auswirkungen von Stress auf den Körper sind vielfältig. Stresshormone wie Cortisol werden in erhöhten Mengen ausgeschüttet, was zu einer Übererregung des Nervensystems führt. Diese Übererregung kann den natürlichen Schlafzyklus stören und die Fähigkeit des Körpers beeinträchtigen, sich zu regenerieren und zu entspannen. Besonders Menschen in Führungspositionen oder solche mit hohem Leistungsdruck erleben oft, dass ihre Gedanken auch nachts um ihre Aufgaben und Verantwortlichkeiten kreisen, was den Schlaf zusätzlich beeinträchtigt. Für Menschen, die versuchen, Beruf und Familie unter einen Hut zu bringen, kann der Stress besonders belastend sein. Oft sind sie mit einer Vielzahl von Verpflichtungen konfrontiert, die zu einem ständigen Gefühl der Überforderung führen. Diese Überlastung kann dazu führen, dass sie Schwierigkeiten haben, abzuschalten und in den Schlaf zu finden. Es ist wichtig, sich dieser Zusammenhänge bewusst zu werden, um gezielt an der Verbesserung der Schlafqualität zu arbeiten.

Qigong bietet in diesem Kontext wertvolle Ansätze zur Stressbewältigung und zur Förderung eines gesunden Schlafs. Durch gezielte Atemübungen, leicht erlernbare Übungen und Meditationstechniken hilft Qigong, das Nervensystem zu beruhigen und die innere Balance wiederherzustellen. Menschen, die regelmäßig Qigong praktizieren, berichten von einer gesteigerten Entspannung, mehr Gelassenheit und einer besseren Fähigkeit, mit stressigen Situationen umzugehen.

Zusammenfassend lässt sich sagen, dass Stress einen erheblichen Einfluss auf unseren Schlaf hat und es besonders wichtig ist, Strategien zur Stressbewältigung zu entwickeln. Das Energietraining ist eine wertvolle Unterstützung, um sowohl die körperlichen als auch die psychischen Auswirkungen von Stress zu lindern. Durch die Integration von Qigong in den Alltag können wir lernen unser Leben mit mehr Energie zu genießen.

Qigong-Übungen zur Stressreduktion

Qigong ist ein holistisches Übungssystem. Die Übungen sollten idealerweise auf die individuellen Bedürfnisse abgestimmt sein, um schnell und effektiv zu wirken. Dennoch möchte ich versuchen, einige Übungstipps zu geben. Es existieren unzählige Qigong-Übungen und diverse Übungssysteme. Der Daoismus, Buddhismus und Konfuzianismus haben die chinesische Gesundheitspflege und Selbstkultivierung beeinflusst und auf unterschiedliche Weise geprägt.

Eine der grundlegenden Qigong-Übungen aus dem Xuanling Gong (daoistisches Qigong), das ich mehrere Jahre lang in China mit meinem Qigong-Meister studiert und praktiziert habe, um Stress zu bewältigen, ist das Fühlen und **Formen des Energieballs** (Taijiballs - siehe meinen YouTube-Kanal). Bei dieser Übung formen wir mit unseren Handflächen einen imaginären Energieball und lassen das Qi zwischen unseren Handflächen durch die kreisförmigen Bewegungen mit dem Ball intensiver werden.

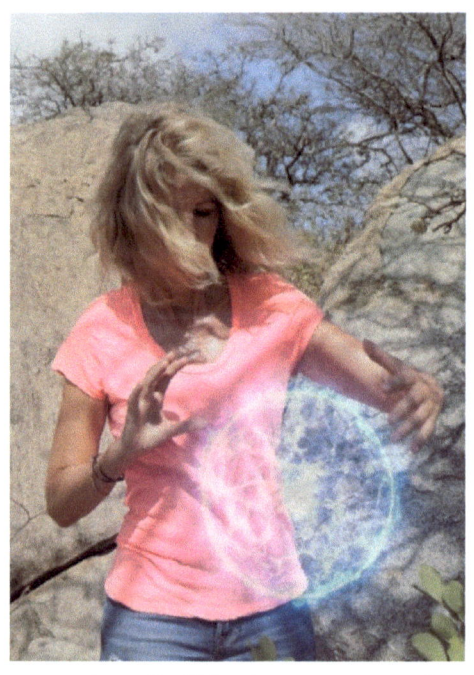

Ausführung: Dafür stellen wir uns mit schulterbreit auseinander stehenden Füßen in einen entspannten Stand. Die Knie sind leicht gebeugt und der gesamte Körper ist locker und entspannt. Die Handflächen zeigen zueinander und formen vor unserem Unterbauch einen imaginären Energieball. Wir bewegen den Ball in langsamen Bewegungen vor unserem Oberkörper. Die Handflächen zeigen während der ganzen Übung zueinander. Nach einer kurzen Weile können wir das Qi zwischen unseren Handflächen wahrnehmen und lassen dann zum Abschluß den Energieball über unseren Scheitel in unseren Unterbauch (unteres Energiefeld/unteres Dantian) gleiten. Für einen kurzen Moment lassen wir den Taijiball im unteren Dantian kreisen und spüren die Energie im Unterbauch. Zum Abschluss legen wir unsere Handflächen auf den Bauchnabel und atmen tief ein und aus. Durch die Fokussierung und die Koordination von Bewegung und Atmung wird ein Zustand der inneren Ruhe gefördert. Die eigene

Energie kann transformiert, Energieblockaden können aufgelöst und Qi kann mit Unterstützung des Energieballs aufgenommen werden. Es ist entscheidend, während der gesamten Übung den Ball gedanklich zu visualisieren und zu begleiten.

Diese Übung läßt sich leicht in ihren Tagesablauf integrieren, sei es in der Mittagspause oder nach einem langen Arbeitstag. Sie hilft, Verspannungen abzubauen und das Energieniveau zu steigern. Es benötigt einige Übungsphasen, bevor man die Energie spüren kann, da es ein sehr subtiles Gefühl ist.

Ein weiteres effektives Element im Qigong ist die Meditation. Eine einfache Meditationsform, die sich hervorragend eignet, ist die **Atemmeditation**. Hierbei konzentriert sich der Praktizierende auf seinen Atem und lässt Gedanken und Sorgen vorbeiziehen, ohne an ihnen festzuhalten. Diese Technik fördert nicht nur die Achtsamkeit, sondern kann auch helfen, die mentale Klarheit zu erhöhen, was besonders in stressigen beruflichen Situationen von Vorteil ist. Eine regelmäßige Meditationspraxis kann zudem die Schlafqualität verbessern, indem sie die Gedanken beruhigt und den Körper in einen Zustand der Entspannung versetzt.

Ausführung: Legen Sie sich hin oder setzen Sie sich bequem auf einen Stuhl und platzieren Sie Ihre Handflächen auf Ihrem Bauchnabel. Atmen Sie tief in den Unterbauch ein, halten Sie den Atem kurz an und zählen Sie beim Ausatmen bis 6, 8 oder 10. Wiederholen Sie diese Atemübung mindestens sieben

Mal. Lassen Sie den Atem danach fließen, ohne ihn zu steuern – beobachten Sie ihn einfach nur.

Für diejenigen, die oft ein hohes Maß an Stress erleben, sind die **"Baumstellung"** (Zhan Zhuang Gong) und die **„Schüttelübung"** besonders geeignet. ***Zhan Zhuang- Stehen wie ein Baum*** ist eine jahrtausendalte Übung mit verschiedenen Variationen, um die Essenz-energie zu stärken. Im Kern ist Zhan Zhuang eine Form der stehenden Meditation. Es beinhaltet und kombiniert wesentliche mentale Vorteile des Achtsamkeitstrainings. Zhan Zhuang Gong geht jedoch noch viel weiter. Hauptvorteil der Praxis ist der spürbare Anstieg der körperlichen Energie. Egal ob Sie Qigong aus gesundheitlichen Gründen oder für die interne Kampfkunst praktizieren, Zhan Zhuang ist ein wesentlicher Bestandteil für die Entwicklung von Gesundheit, Kraft und einem gut ausgeprägten Körperbewusstsein.

Ausführung der Baumstellung

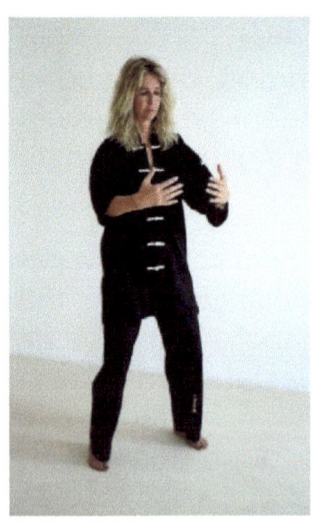

Die Füße stehen schulterbreit, und die Knie sind entspannt leicht gebeugt. Beide Beine tragen gleichmäßig das Gewicht. Das Becken kippt sanft nach hinten, wodurch eine Kraft entsteht, die den Steiß sanft zur Erde zieht. Stellen Sie sich vor, dass von Ihrem Steißbein Wurzeln nach unten wachsen, während sich der Körper nach oben aufrichtet. Dabei ziehen Sie Brust und Kinn leicht zurück, um den Nacken zu dehnen. Der Kopf und Blick sind entspannt und richten sich geradeaus. Sie können mit ihren Augen in die Ferne blicken oder die Augen schließen und nach innen schauen. Der Mund ist entspannt und geschlossen, die Zunge liegt locker im Mundraum, während Sie durch die Nase ein- und ausatmen oder durch die Nase ein- und durch den Mund ausatmen. Die Schultern hängen locker nach vorne und wirken entspannt.

Die Achseln sind leicht geöffnet. Die Unterarme hängen natürlich herunter, und Sie achten auf Ihre entspannten Handgelenke. Die Hände sind sich zugewandt, und die Finger locker gespreizt, als würden Sie einen Ball auf Brusthöhe zwischen Ihren Handflächen halten. Verweilen Sie einige Sekunden, später auch mehrere Minuten (min. drei - sieben Minuten) in dieser Position und versuchen Sie, sich zu entspannen. Nehmen Sie den Energiefluss in Ihrem gesamten Körper wahr.

Die *Schüttelübung* hingegen ist eine dynamische Methode, um Spannungen im Körper abzubauen. Durch das sanfte Schütteln des gesamten Körpers wird die Energie aktiviert und Blockaden können gelöst werden. Stellen Sie sich wieder schulterbreit und entspannt in eine stabile Position. Lassen Sie die Arme locker seitlich am Körper hängen, entspannen Sie Ihre Gesichtsmuskeln und beginnen Sie, den Körper sanft zu schütteln. Diese Übung haben wir als Schüler des asiatischen Meisters bis zu 30 Minuten lang praktiziert. Man sollte mit drei Minuten starten und die Dauer allmählich erhöhen. Auch heute zählt dies zu den bekanntesten Qigong-

Übungen in China. Diese Übungen sind leicht aus-
zuführen und nehmen nur wenige Minuten in Anspruch, was sie perfekt für einen stressigen Alltag
macht.

Atemtechniken zur Entspannung

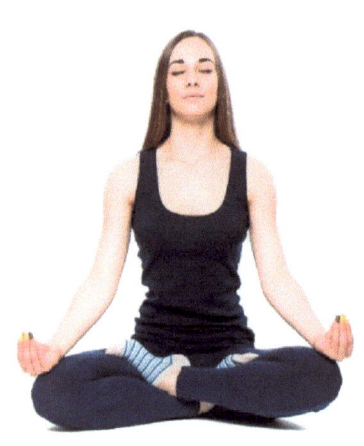

Atemtechniken spielen
eine entscheidende Rolle
im Qigong und sind be-
sonders effektiv zur Ent-
spannung und Stressbe-
wältigung. Wir alle sind
häufig hohen Anforde-
rungen ausgesetzt, die zu
Schlafstörungen, Angst
und innerer Unruhe füh-
ren können. Durch be-
wusstes Atmen lassen
sich körperliche und
mentale Spannungen abbauen. Die richtige Atemtechnik fördert nicht nur die Entspannung, sondern
verbessert auch die Sauerstoffzufuhr, was zu einer
allgemeinen Steigerung des Wohlbefindens führt.

Eine der grundlegendsten Atemtechniken im Qigong ist die ***Bauchatmung***. Bei dieser Technik wird
tief in den Bauch geatmet, sodass sich das Zwerchfell senkt und der Bauch sich ausdehnt. Um diese
Technik zu erlernen, setzen Sie sich in einer beque-
men Position oder legen sich hin. Legen Sie eine
Hand auf den Bauch und atmen Sie langsam durch
die Nase ein, während Sie spüren, wie sich Ihr Bauch
hebt.

Halten Sie für einen kurzen Moment den Atem an und atmen Sie anschließend langsam durch den Mund aus, während Sie den Beckenboden und den Unterbauch leicht einziehen.

Diese Methode entspannt nicht nur den Körper, sondern hilft auch, den Geist zu klären und Stress abzubauen.

Eine weitere hilfreiche Technik ist die **Wechselatmung**, die aus der yogischen Tradition (Pranayama) stammt. Bei dieser Methode wird abwechselnd durch das rechte und linke Nasenloch geatmet. Sie beginnen, indem Sie mit dem Daumen das rechte Nasenloch verschließen, durch das linke Nasenloch einatmen und dann das linke Nasenloch schließen, um durch das rechte auszuatmen. Diese Technik kann helfen, das Nervensystem zu beruhigen und den Geist zu harmonisieren, was besonders für Menschen in stressreichen Berufen von Vorteil ist.

Zusätzlich gibt es die Technik der **rhythmischen Atmung**, bei der Sie einen gleichmäßigen Atemrhythmus entwickeln. Zählen Sie beim Einatmen bis vier, halten Sie den Atem für vier Zählzeiten an und atmen Sie dann langsam über acht Zählungen aus. Diese Methode kann dazu beitragen, den Körper in einen entspannten Zustand zu versetzen und die Einschlafzeit zu verkürzen. Zur Entspannung sollte die Ausatmung immer verlängert werden. Häufiges Üben dieser Methode kann ebenfalls die Lebensqualität steigern und dabei helfen, Ängste zu reduzieren.

Eine Atemübung, die mir mein Yogalehrer aus Indien beigebracht hat, um den Schlaf zu verbessern, besteht darin, die Atmung durch Zählen zu verlängern. Legen Sie sich auf den Rücken, stellen Sie die Füße vor dem Gesäß auf und entspannen Sie Ihren Körper. Platzieren Sie die Handflächen auf dem Unterbauch und atmen Sie dann bis vier ein, halten Sie kurz den Atem an und zählen bis vier beim Ausatmen. Wiederholen Sie dies dreimal und atmen Sie danach bis sechs ein und aus, ebenfalls dreimal. Danach atmen Sie bis acht ein und aus, dann bis zehn, bevor Sie zu acht und sechs zurückkehren und schließlich bis vier ein und aus atmen, jeweils mit einer kurzen Atempause dazwischen. Zum Abschluss lassen Sie Ihren Atem frei fließen, ohne ihn zu kontrollieren, und nehmen Sie die Empfindungen wahr.

Um die Vorteile der Atemtechniken voll auszuschöpfen, ist es wichtig, regelmäßig zu üben und diese in den Alltag zu integrieren. Selbst kurze Pausen von nur wenigen Minuten, in denen Sie sich auf Ihre Atmung konzentrieren, können einen erheblichen Unterschied machen. Indem Sie Atemtechniken in die tägliche Routine integrieren, können Sie nicht nur die Qualität des Schlafes steigern, sondern auch die allgemeine Stressresilienz erhöhen.

Kapitel 5

Qigong gegen Angst

Die Auswirkungen von Angst auf den Schlaf

Die Auswirkungen von Angst auf den Schlaf sind weitreichend und können sich sowohl physisch als auch psychisch manifestieren. Für viele Menschen mit Schlafproblemen ist der Einfluss von Angst auf die Schlafqualität besonders relevant. Angstzustände führen häufig zu nächtlichem Wachliegen, was nicht nur die Erholung beeinträchtigt, sondern auch die allgemeine Lebensqualität negativ beeinflusst. Die ständige Präsenz von Stress und Sorgen kann dazu führen, dass das Einschlafen zu einer Herausforderung wird und die Tiefschlafphasen verkürzt werden.

Ein zentrales Problem ist die Aktivierung des sympathischen Nervensystems, die durch Angst ausgelöst wird. Dieser Zustand, auch als "Kampf-oder-Flucht"-Reaktion bekannt, ist evolutionär bedingt, um auf Bedrohungen zu reagieren. Bei anhaltendem Stress wird der Körper jedoch in diesem Zustand gehalten, was den Schlaf stark beeinträchtigt. Berufstätige und Führungskräfte, die regelmäßig mit hohen Erwartungen und Termindruck konfrontiert sind, erleben häufig, dass ihre Gedanken selbst in der Nacht um Lösungen und Entscheidungen kreisen. Diese mentale Unruhe kann das Einschlafen erheblich verzögern.

Zusätzlich führt Angst zu körperlichen Symptomen, die den Schlaf weiter stören. Herzklopfen, Schwitzen und ein allgemeines Gefühl von Unruhe sind häufige Begleiter von Angstzuständen. Diese Symptome können sich verstärken, wenn man versucht, sich zur Ruhe zu bringen und den Schlaf zu finden. Besonders für Menschen, die eine Vielzahl von Verpflichtungen jonglieren müssen, kann dies zu einem Teufelskreis führen: Je weniger Schlaf sie bekommen, desto höher wird ihre Angst, was wiederum den Schlaf weiter beeinträchtigt.

Die Wechselwirkungen zwischen Angst und Schlaf sind komplex und erfordern oft einen ganzheitlichen Ansatz zur Lösung. Qigong bietet eine vielversprechende Methode, um sowohl die körperlichen als auch die psychischen Symptome von Angst zu lindern. Durch gezielte Atemtechniken und sanfte Bewegungen kann das parasympathische Nervensystem aktiviert werden, was zu einer tiefen Entspannung führt. Diese Entspannung kann helfen, die Gedanken zu beruhigen und die körperlichen Symptome von Angst zu reduzieren, sodass die Betroffenen besser einschlafen und durchschlafen können. Außerdem ist Angst eine Energie, die die Nierenenergie beeinflusst. Jedes Organ wird laut der Traditionellen Chinesischen Medizin (TCM) durch eine Emotion gestört oder gestärkt. Man kann also auch ein Organ durch die Transformation des Qi stärken. Fortgeschrittene Methoden im Qigong zielen darauf ab, das Qi zu transformieren und zu regulieren, um eine verbesserte Organfunktion zu erreichen.

Regelmäßiges Training fördert nicht nur die körperliche Gesundheit, sondern auch das seelische Wohlbefinden. Indem man sich Zeit für Qigong nimmt, lernen wir, unsere Ängste zu akzeptieren und besser mit ihnen umzugehen. Dies führt nicht nur zu einer Verbesserung der Schlafqualität, sondern auch zu einer insgesamt gesteigerten Lebensqualität und innerer Gelassenheit.

Qigong-Übungen zur Angstbewältigung

Angst ist oft schwer zu greifen. Wir spüren sie, ohne genau zu wissen, woher sie kommt oder warum sie so mächtig ist. Natürlich kann der Weg über die Psychotherapie helfen – wir lernen, unsere Muster zu verstehen und die Ursachen intellektuell zu erfassen. Doch es gibt auch einen anderen Zugang: Über das Energietraining können wir direkt mit der energetischen Ebene der Angst arbeiten – ohne sie analysieren zu müssen. Durch bestimmte Übungen lernen wir, die innere Schwingung zu verändern, Angst in Bewegung zu bringen und sie in Selbstvertrauen zu verwandeln.

Beide Wege – der psychologische und der energetische – können einander ergänzen. Zusammen wirken sie besonders kraftvoll und nachhaltig. Insbesondere für Menschen, die oft unter Druck stehen, bieten diese Übungen eine wertvolle Möglichkeit, das emotionale Gleichgewicht wiederherzustellen.

Die sanften Bewegungen und die fokussierte Atmung fördern nicht nur die körperliche Gesundheit, sondern auch die mentale Klarheit, die notwendig ist, um Herausforderungen im Alltag zu meistern.

Eine grundlegende Qigong-Übung zur Bewältigung von Angst ist das **"Erd-Qi aufnehmen"**. Diese Übung fördert Stabilität und Erdung

Ausführung: In einer entspannten aufrechten Position, mit schulterbreit auseinander stehenden Füßen und entspannten Armen im 90-Grad-Winkel, die Handflächen zur Erde zeigen, kann man die Verbindung zur Erde spüren. Durch langsames, bewusstes Atmen und das Visualisieren der Erdenergie, die durch die geöffneten Handflächen (Laogong-Punkte) aufgenommen wird, entsteht ein Gefühl von Sicherheit, Verbundenheit und Gelassenheit. Diese Übung kann jederzeit durchgeführt werden, um akute Angstgefühle zu lindern.

Eine weitere wirkungsvolle Übung ist die **„Atemübung des Qi"**. Diese Technik konzentriert sich auf tiefes, gleichmäßiges Atmen, das die Sauerstoffversorgung des Körpers verbessert und gleichzeitig den Geist beruhigt. Indem man die Hände auf den Bauch legt und mit jedem Atemzug die Bauchdecke sanft hebt und senkt, wird das Zwerchfell aktiviert. Die Ausatmung sollte mit jedem Atemzug länger werden. Diese Form des Atmens hilft, Spannungen abzubauen und die innere Ruhe zu fördern.

Die Übung **"Herz- und Nieren-Qi verbinden"** aus dem XuanLing Gong ist eine weitere Qigong-Praxis, die hilft, Angstzustände zu lindern. Bei dieser Übung stärken wir die energetische Verbindung zwischen den Akupunkturpunkten in den Handflächen (Lao-gong Punkten) und den Nierenpunkten (Yong Chuan Punkten) an den Fußsohlen.

Ausführung: In einer entspannten Standposition halten wir unsere Handflächen geöffnet auf Höhe des Bauchnabels und drehen sie dann langsam nach unten zu den Füßen. Beim Einatmen stellen wir uns zwei kleinere Energiebälle vor, die wir in die Fußsohlen senden, und beim Ausatmen ziehen wir die Bälle in unserer Vorstellung zurück in die Hand-flächen, während sich der Ober- und Unterkörper sanft mitbewegt. Mehrere Wiederholungen sind er-forderlich, um den Qifluss zu stärken.

Meditation und Achtsamkeit im Qigong

Meditation und Achtsamkeit sind essenzielle Be-standteile der Qigong-Praxis. Im hektischen Alltag bleibt oft wenig Raum für innere Ruhe. Qigong bie-tet durch seine meditativen Elemente eine Möglich-keit, den Geist zu beruhigen und den Körper zu ent-spannen, was zu mehr Energie führt. Gezielte Atem-übungen und langsame Bewegungen fördern die Verbindung zwischen Körper und Geist, was ent-scheidend für die Bewältigung von Stress ist.

Aus meiner Erfahrung als Coach habe ich festge-stellt, dass viele Berufstätige Schwierigkeiten ha-ben, still zu sitzen und zu meditieren; sie brauchen Bewegung, um zur Ruhe zu finden. Die sanften Be-wegungen des Qigong und auch des Taiji Qigong lösen Energieblockaden und sind eine hervorra-gende Vorbereitung für das Sitzen in der Medita-tion.

Die Meditation im Qigong konzentriert sich auf das Loslassen von Gedanken und Emotionen, die den Geist belasten. Diese Praxis ermöglicht es den Teilnehmenden, sich auf den gegenwärtigen Moment zu fokussieren und die ständige Gedankenspirale zu durchbrechen, die oft zu Schlaflosigkeit führt. Die Anwendung von Achtsamkeit hilft, die eigene Wahrnehmung zu schärfen und das Bewusstsein für den eigenen Körper und seine Bedürfnisse zu erhöhen. Alles kann im Grunde eine Meditation sein, wenn der Geist zur Ruhe findet.

Ein zentraler Aspekt der Meditation ist die Atmung. Durch bewusste, tiefe Atemzüge wird nicht nur der Sauerstoffgehalt im Körper erhöht, sondern auch das parasympathische Nervensystem aktiviert. Dies führt zu Entspannung und einem Gefühl der Sicherheit, was entscheidend ist, um die nächtlichen Ruhephasen zu verbessern. Das chinesische Energietraining kann dabei helfen, eine Routine zu entwickeln, die es ermöglicht, den Stress des Tages abzubauen und dem Körper die nötige Erholung zu geben. Die Atembeobachtung ist besonders für Anfänger in der Meditation ein ausgezeichneter Einstieg.

Zusätzlich fördert Selbstreflexion und Achtsamkeit im Qigong eine positive Einstellung zu sich selbst und zur eigenen Lebenssituation. Wenn wir unsere Gedanken und Gefühle ohne Urteil wahrnehmen, erhalten wir eine neue Sichtweise auf unsere Herausforderungen und auch auf unsere Hindernisse. Das Erkennen und Akzeptieren von Stressoren ist der erste Schritt zur Veränderung und hilft, Schlafstörungen zu reduzieren.

Kapitel 6

Praktische Qigong-Übungen für besseren Schlaf

Sanfte Bewegungsübungen

Sanfte Bewegungsübungen sind ein wesentlicher Bestandteil von Qigong. Man unterscheidet zwischen Bewegungs- Qigong (Waidan Gong) und Stillem-Qigong (Neidan Gong). Durch die verschiedenen Qigong-Formen kann der Qi-Fluss im Körper durch Bewegung angeregt werden, während Neidan Gong dabei hilft, Energieblockaden zu lösen und negative Energien im Körper bewußt umzuwandeln. Waidan Gong Übungen helfen die Akupunkturpunkte des Körpers zu öffnen, um den Qifluss zu verbessern. Je durchlässiger ein Körper ist, desto mehr Qi kann er aufnehmen und speichern.

Die Übungen stärken nicht nur unsere mentale Gesundheit, sondern tragen auch dazu bei, den Geist zu entspannen und innere Gelassenheit zu erreichen. Die Kombination aus Bewegung, Atmung und Achtsamkeit in diesen Übungen schafft eine ausgewogene Harmonie, die sich auf unseren Schlaf auswirkt.

Die sanften Bewegungsübungen im Qigong sind so gestaltet, dass sie leicht erlernt und in den täglichen Ablauf integriert, werden können. Die meisten

Übungen erfordern keine speziellen Vorkenntnisse oder große körperliche Fitness. Vielmehr sind sie darauf ausgelegt, die Muskulatur zu entspannen und die Gelenke zu mobilisieren, während gleichzeitig die Atmung vertieft wird. Diese Kombination wirkt sich positiv auf das Nervensystem aus. Selbst kurze Übungseinheiten von nur zehn Minuten können bereits eine spürbare Erleichterung bringen.

Ein zentraler Aspekt der Bewegungsübungen ist die langsame und kontrollierte Ausführung. Durch die bewusste Langsamkeit wird der Geist fokussiert und die Gedanken kommen zur Ruhe und das Qi kann besser fließen. Dies ist besonders wichtig für Menschen, die unter Schlafstörungen leiden und oft von einem unruhigen Geist geplagt werden. Indem die Aufmerksamkeit auf die Bewegungen und den eigenen Körper gerichtet wird, wird es einfacher, den Alltagsstress hinter sich zu lassen und in einen Zustand der Entspannung zu gelangen.

Zusätzlich zu den körperlichen Vorteilen fördern die sanften Bewegungsübungen auch die emotionale Stabilität. Neidan Gong (innere Alchemie) Übungen helfen, negative Gedankenmuster zu durchbrechen und fördern eine positive Einstellung. Es handelt sich selbstverständlich um einen Prozess, der kontinuierliches Üben erfordert. Neidan Gong Übungen werden von ausgebildeten Qigong-Lehrern vermittelt oder, wie es früher der Fall war, von einem Qigong-Meister nach einer längeren Vorbereitungsphase an die Adepten übertragen.

Um die positiven Effekte des Qigong zu maximieren, ist es ratsam, einen festen Platz und eine feste

Zeit für die Praxis zu finden. Dies kann helfen, eine Routine zu etablieren, die sich in den hektischen Alltag integrieren lässt. Ob morgens zum Start in den Tag oder abends zur Entspannung vor dem Schlafengehen – die Wahl des Zeitpunkts kann individuell angepasst werden. Wichtig ist, dass die Übungen regelmäßig durchgeführt werden, um die besten Ergebnisse zu erzielen.

Dehnungs- und Entspannungsübungen

Dehnungs- und Entspannungsübungen sind essenzielle Komponenten der Qigong Praxis. Durch gezielte Dehnung und Entspannung wird der Körper in einen Zustand der Ruhe versetzt, der es ermöglicht, mehr Energie aufzunehmen.

Zu den grundlegenden Dehnungsübungen im Qigong gehören sanfte Bewegungen, die die Muskulatur lockern und den Energiefluss im Körper anregen. Die Übungen fördern die Durchblutung und helfen, Verspannungen abzubauen, Energieblockaden zu lösen, die häufig auch durch langes Sitzen oder stressige Situationen entstehen. Einfache Dehnungssequenzen, wie das Strecken der Arme über den Kopf oder das sanfte Drehen des Oberkörpers, können bereits helfen, die Muskulatur zu entspannen und ein Gefühl der Leichtigkeit zu erzeugen. Es zählt die Geisteshaltung. Bei der Ausführung der Übungen sollte man sich ausschließlich im Hier und Jetzt befinden und ganz auf die Bewegung konzentriert sein. Energetisch ist es ein völlig anderes Ergebnis, wenn man gedanklich abwesend ist. Das beobachte ich immer wieder in Fitnessstudios, wenn Leute trainieren und gleichzeitig sprechen oder telefonieren. Die Konzentration auf die Bewegung und die Atmung verändert energetisch alles.

Entspannungsübungen im Qigong konzentrieren sich auf die Atmung und die Achtsamkeit. Durch langsame, tiefe Atemzüge wird der Parasympathikus aktiviert, der für die Entspannung des Körpers verantwortlich ist. Eine bewusste Atemtechnik, wie das Zählen der Atemzüge oder das Visualisieren eines beruhigenden Bildes, kann helfen, den Geist zu beruhigen und die Gedanken zur Ruhe zu bringen. Diese Techniken sind besonders wertvoll für Menschen, die oft mit Ängsten und Stress konfrontiert sind.

Die Kombination von Dehnungs- und Entspannungsübungen führt zu einer Harmonisierung von Körper und Geist und ist eine gute Vorbereitung für die eigentlichen Qigong-Formen. Die Integration dieser Methoden in die tägliche Trainingsroutine ist entscheidend, um langfristig von den positiven Effekten zu profitieren. Bereits wenige Minuten täglich können einen spürbaren Unterschied machen.

Ich habe einige Videos dazu auf meinem YouTube-Kanal.

Qigong-Übungen für die Abendroutine

Qigong-Übungen für die Abendroutine sind eine hervorragende Möglichkeit, um den Tag abzuschließen und den Körper sowie den Geist auf eine erholsame Nachtruhe vorzubereiten. Für Berufstätige ist es entscheidend, eine Routine zu entwickeln, die Entspannung fördert und den Kopf frei macht. Eine effektive Qigong-Abendroutine beginnt mit einer kurzen Atemübung, die den Körper entspannt und den Geist beruhigt. Man kann auch zunächst eine Runde an der frischen Luft drehen, nachdem man gearbeitet hat oder am Ende des Tages und die folgende Übung aus dem Stand in der Natur machen.

Zu Hause setzen Sie sich in eine bequeme Position, schließen Sie die Augen und atmen Sie tief durch die Nase ein, während Sie sich vorstellen, dass Sie reine Energie aufnehmen. Halten Sie den Atem für einen Moment an und atmen Sie dann langsam durch den Mund aus, wobei Sie sich vorstellen, dass Sie alle Anspannung und Sorgen des Tages Loslassen. Lassen Sie anschließend das Himmels-Qi in der Vorstellung durch Ihren Scheitel einströmen und atmen Sie beim Ausatmen die negative Energie über die Fußsohlen in die Erde ab.

Diese einfache Atemübung kann helfen, den Stress des Alltags abzubauen und das Energiefeld zu reinigen. Und es funktioniert!

Im Anschluss an die Atemübung können sanfte Qigong-Bewegungen hinzugefügt werden. Eine empfehlenswerte Übung ist das **_„Heben und Senken der Arme“_**. Stellen Sie sich aufrecht hin und heben Sie die Arme langsam über den Kopf, während Sie tief einatmen. Senken Sie die Arme wieder ab, während Sie ausatmen. Wiederholen Sie diese Bewegung mehrere Male, um die Durchblutung zu fördern und Spannungen zu lösen. Es gibt 18 Taiji Qigong Übungen, die sich hervorragend in die Abendpraxis integrieren lassen (die Taiji Qigong Übungen finden Sie ebenfalls auf meinem YouTube Kanal).

Diese Übungen sind nicht nur gut für den Körper, sondern unterstützen auch die mentale Klarheit und helfen, Gedanken zu ordnen, bevor man ins Bett geht.

Nach den körperlichen Übungen ist es sinnvoll, eine kurze Meditationsphase einzuplanen. Setzen Sie sich wieder in eine bequeme Position und konzentrieren Sie sich auf Ihren Atem. Lassen Sie alle Gedanken und Sorgen des Tages vorbeiziehen, ohne sich an ihnen festzuhalten. Visualisieren Sie einen ruhigen Ort, an dem Sie sich wohlfühlen, visualisieren Sie eine angenehme Situation aus Ihrer Vergangenheit und lassen Sie sich von diesem Bild in eine tiefe Entspannung führen. Diese meditative Phase ist besonders wichtig für Menschen, die häufig mit Schlafstörungen aufgrund von Stress oder Ängsten kämpfen.

Abschließend ist es ratsam, die Qigong-Abendroutine mit einem Moment der Dankbarkeit zu beenden. Nehmen Sie sich einen Augenblick Zeit, um über die positiven Aspekte Ihres Tages nachzudenken und dankbar dafür zu sein. Diese positive Einstellung kann dazu beitragen, den Geist für die Nacht zu beruhigen und eine friedliche Nachtruhe zu fördern.

Mein Tipp: Nehmen Sie sich einen Monat Zeit und erleben Sie dann selbst das Ergebnis.

Kapitel 7

Integration von Qigong in den Alltag

Qigong für Berufstätige

Gerade für Berufstätige ist Qigong eine wertvolle Unterstützung – das habe ich selbst über viele Jahre erfahren. In Phasen großer Belastung hat mir die Praxis geholfen, zur Ruhe zu kommen, den Kopf klarzubekommen und meine Energie wieder aufzubauen. Besonders hilfreich ist, dass sich Qigong auch in einen vollen Arbeitstag integrieren lässt. Schon ein paar Minuten in der Mittagspause oder zwischen zwei Terminen genügen, um wieder zentrierter und präsenter zu sein.

Für Menschen, die im Beruf unter Zeitdruck stehen oder ständig funktionieren müssen, bietet Qigong eine einfache, aber tiefgreifende Möglichkeit, kleine Inseln der Regeneration zu schaffen – ganz ohne Technik, überall und jederzeit. Laut dem daoistischen Wissen verfügen wir über ein Energiepotenzial und, wenn dieses Potenzial aufgebraucht ist, leben wir nur noch am energetischen Limit, das heißt, der Körper beginnt seine Funktionen zu verlangsamen und aufzulösen. Jedes Ungleichgewicht und jeder erhöhte Energieverbrauch können dieses Energiepotential frühzeitig verringern und zur Krankheit und zum frühzeitigem Tod führen. In der heutigen schnelllebigen Welt ist es für viele Berufstätige eine Herausforderung, die richtige Balance zwischen Arbeit und Freizeit zu finden. Oftmals verschwimmen die Grenzen zwischen Beruf und Privatleben, was zu Stress und Unzufriedenheit führen kann. Zu einer gesundheitsfördernden Lebensgestaltung gehört auch eine „**Work-Life-Balance**". Work-Life-Balance (Leben und Arbeiten in Balance) bedeutet, das Gleichgewicht zwischen Arbeit und Privatleben, Verpflichtungen und Freizeit zu finden und die verschiedenen Lebensbereiche persönlich stimmig in Harmonie zu bringen. Arbeitsüberlastung, Stress und Hektik machen auf Dauer unzufrieden und krank. Auch Industrie und Wirtschaft haben das mittlerweile erkannt, und entdecken ihre Mitarbeiter als ihr wichtigstes „Kapital".

Dieses holistische System lehrt, den gegenwärtigen Moment bewusst wahrzunehmen, anstatt sich von Gedanken über die Vergangenheit oder Zukunft ablenken zu lassen. Berufstätige können durch regelmäßige Qigong-Übungen lernen, ihre Aufmerksamkeit zu fokussieren und innere Ruhe zu finden, selbst in stressigen Situationen und ihre Grenzen zu erkennen. Dies ist besonders wichtig für Menschen in Führungspositionen, die oft Entscheidungen unter Druck treffen müssen und dabei einen klaren Kopf bewahren sollten.

Die Integration von Qigong in den Arbeitsalltag ist einfacher als viele denken. Schon kurze Übungseinheiten von zehn bis fünfzehn Minuten können signifikante Effekte auf die körperliche und geistige Gesundheit haben. Berufstätige können beispielsweise während ihrer Mittagspause einfache Atemübungen oder sanfte Bewegungen praktizieren. Diese kurzen Auszeiten helfen, Stress abzubauen, die Konzentration zu steigern und die allgemeine Energie zu fördern. So wird Qigong zu einem effektiven Werkzeug gegen Schlafstörungen, die häufig aus stressreichen Arbeitssituationen resultieren.

Die Flexibilität der Übungen ermöglicht es, diese in den Alltag zu integrieren, egal ob zu Hause, in der Natur oder im Büro. Letztlich kann Qigong für Berufstätige nicht nur als individuelle Praxis, sondern auch als Teil eines stressreduzierenden Programms innerhalb von Unternehmen betrachtet werden. Immer mehr Organisationen erkennen die Vorteile von Achtsamkeit und Gesundheitsförderung am Arbeitsplatz. Durch die Einführung von Qigong-Kursen können Unternehmen nicht nur das Wohlbefinden ihrer Mitarbeiter steigern, sondern auch die Produktivität und Zufriedenheit im Team erhöhen. Die Integration von Qigong in den Berufsalltag zeigt somit, dass es nicht nur um Leistung geht, sondern auch um das Wohlbefinden und die innere Ruhe der Berufstätigen.

Qigong für Studenten

Für Studenten kann Qigong eine wertvolle Methode sein, um den Herausforderungen des Studienlebens zu begegnen. Stress, Angst und Schlafstörungen sind häufige Begleiterscheinungen im Hochschulalltag, die sich negativ auf die akademische Leistung und das allgemeine Wohlbefinden auswirken können. Durch regelmäßiges Qigong-Training können Studenten lernen, ihre innere Ruhe zu finden und ihre Resilienz gegenüber Stress zu stärken.

Die Übungen im Qigong sind leicht zu erlernen, was sie ideal für Studenten macht, die möglicherweise wenig Zeit haben, um komplexe Techniken zu erlernen. Die Atemübungen, Bewegungen und meditative Praktiken helfen, den Körper zu entspannen, zu trainieren und den Geist zu fokussieren. Qigong kann auch sehr intensiv ausgeübt werden und sollte daher von einem qualifizierten Qigong-Lehrer auf die individuellen Bedürfnisse, wie Alter und körperliche Verfassung, abgestimmt werden. Diese Methoden fördern nicht nur die körperliche Gesundheit, sondern unterstützen auch die mentale Klarheit, die für das Lernen und die Prüfungsvorbereitung erforderlich ist. Das Energietraining kann somit ein wertvolles Werkzeug im Studium werden, um geistige Erschöpfung zu vermeiden und die Konzentration zu steigern.

Ein weiterer Vorteil von Qigong ist die Förderung eines tieferen Schlafs. Viele Studenten leiden unter Schlafstörungen, die durch Stress und ein unregelmäßiges Leben verursacht werden. Durch die Integration von Qigong-Übungen in die Abendroutine können Studenten lernen, ihren Geist zur Ruhe zu bringen und sich besser auf den Schlaf vorzubereiten. Die entspannenden Bewegungen und Atemtechniken helfen, Spannungen abzubauen und die Schlafqualität zu verbessern, was sich positiv auf die Leistungsfähigkeit am nächsten Tag auswirkt.

Zusätzlich zu den physischen und mentalen Vorteilen bietet Qigong auch eine Möglichkeit zur emotionalen Selbstregulation. Studenten stehen oft unter Druck, sowohl akademische als auch persönliche Erwartungen zu erfüllen. Das Energietraining fördert das Bewusstsein für die eigenen Emotionen und hilft, diese besser zu steuern. Indem sie sich regelmäßig mit Qigong beschäftigen, können Studenten lernen, ihre Ängste und Sorgen zu erkennen, loszulassen, was zu einem insgesamt ausgeglicheneren emotionalen Zustand führt.

Qigong ist letztlich ebenfalls eine Art der Selbstfürsorge und Selbstkultivierung, die für das zukünftige Leben eines jungen Menschen äußerst vorteilhaft ist. Es erfordert keine speziellen Voraussetzungen oder viel Zeit, und die Übungen können nahezu überall durchgeführt werden. Durch die Schaffung einer regelmäßigen Qigong-Praxis können Studenten nicht nur ihre Gesundheit und ihr Wohlbefinden fördern, sondern auch ein Gefühl der Gemeinschaft und des Austauschs mit Gleichgesinnten erleben. Qigong eröffnet somit einen Weg zu innerer Ruhe und Stabilität, der für Studenten von unschätzbarem Wert ist.

Qigong für arbeitende Mütter

Qigong bietet arbeitenden Eltern, besonders auch jungen Müttern, eine wertvolle Möglichkeit, Stress abzubauen und innere Ruhe zu finden. In der heutigen schnelllebigen Welt stehen berufstätige Mütter oft unter immensem Druck, sowohl im Job als auch im Familienleben.

Die Kombination aus beruflichen Verantwortungen und familiären Verpflichtungen kann zu Schlafstörungen, Angstzuständen und chronischem Stress führen. Die Qigong Praxis kann hier als effektives Mittel zur Entspannung und Stressbewältigung dienen. Immer mehr junge Mütter fühlen sich gestresst. Folgende Anzeichen können auf ein **Mutter-Burnout** hinweisen: Anhaltende Müdigkeit und körperliche Erschöpfung (trotz genügend Schlaf), Schlafmangel.

Verlust des Zeitgefühls. Nervosität, Stimmungsschwankungen, Reizbarkeit, Aggressivität und schnelle Frustration. Häufigste psychische Belastungen im Arbeitsalltag der Mütter sind **_emotionaler Stress (26 Prozent), zu kurze Pausen (25 Prozent) und das Verhalten der Vorgesetzten (24 Prozent)_**. Wenn Mütter versuchen, mehrere Dinge gleichzeitig zu erledigen, besteht die Gefahr, dass sie keine dieser Aufgaben zur eigenen Zufriedenheit bewältigen können. Dieser innere Druck, gepaart mit den äußeren Erwartungen, kann zu einem Zustand chronischer Erschöpfung und schließlich zu Mama Burnout führen.

Es ist ebenfalls entscheidend, die eigenen physischen und psychischen Grenzen zu erkennen und sich lernen abzugrenzen. Auch ich musste lernen, mit meinen zwei Kindern Grenzen zu setzen. Durch die Energiearbeit erfährt man, wie man sich selbst spürt und erkennt, wo die eigenen Grenzen liegen.

Die sanften Bewegungen und Atemtechniken des Qigong fördern nicht nur die körperliche Gesundheit, sondern auch das geistige Wohlbefinden.

Durch regelmäßige Praxis können arbeitende Mütter lernen, sich von den täglichen Belastungen zu distanzieren und Momente der Stille und Achtsamkeit zu schaffen. Diese Übungen helfen, die innere Balance wiederherzustellen, was sich positiv auf die Schlafqualität auswirkt. Ein verbesserter Schlaf ist für Mütter essentiell, um den Herausforderungen des Alltags besser gewachsen zu sein.

Eltern können Qigong in ihren vollen Terminkalender integrieren, sei es in Form von kurzen Übungen während einer Pause, im Büro oder zuhause. Selbst fünf bis zehn Minuten tägliche Praxis können erhebliche positive Effekte auf die Stressbewältigung haben. Die einfache Zugänglichkeit der Übungen macht Qigong zu einer idealen Methode für vielbeschäftigte Frauen, die ihre Gesundheit und ihr Wohlbefinden priorisieren möchten.

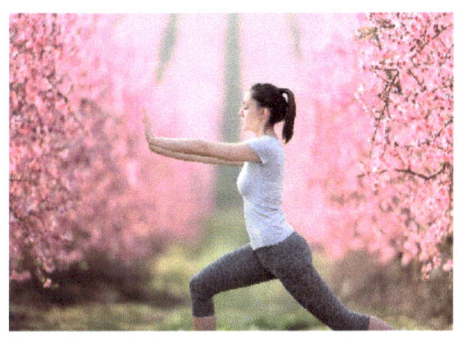

Zusätzlich stärkt Qigong das Bewusstsein für den eigenen Körper und die eigenen Bedürfnisse. Durch die Achtsamkeitspraxis lernen Mütter, auf ihre körperlichen Signale zu hören und Stressfaktoren zu identifizieren. Diese Selbstwahrnehmung kann helfen, effektive Strategien zur Stressbewältigung zu entwickeln und die eigene Resilienz zu fördern. Indem sie sich selbst mehr Raum für Erholung und Entspannung geben, können Eltern nicht nur ihre Schlafqualität verbessern, sondern auch ihre allgemeine Lebenszufriedenheit steigern.

Schließlich ist es wichtig zu betonen, dass Qigong nicht nur eine individuelle Praxis ist, sondern auch eine Möglichkeit, Gemeinschaft zu erleben. Viele Städte bieten Qigong-Kurse an, die speziell für Frauen oder Mütter konzipiert sind. Der Austausch mit Gleichgesinnten kann zusätzliche Motivation bieten und ein Gefühl der Verbundenheit schaffen. Indem arbeitende Mütter sich in einer unterstützenden Umgebung engagieren, können sie nicht nur ihre Fähigkeiten im Qigong vertiefen, sondern auch wertvolle soziale Kontakte knüpfen, die ihr Leben bereichern.

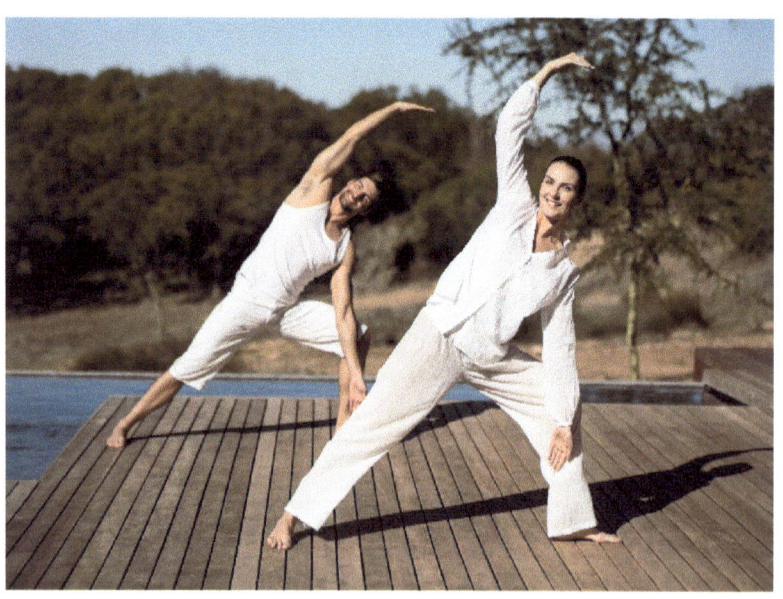

Kapitel 8

Tipps für eine gesunde Schlafumgebung

Die Gestaltung des Schlafraums

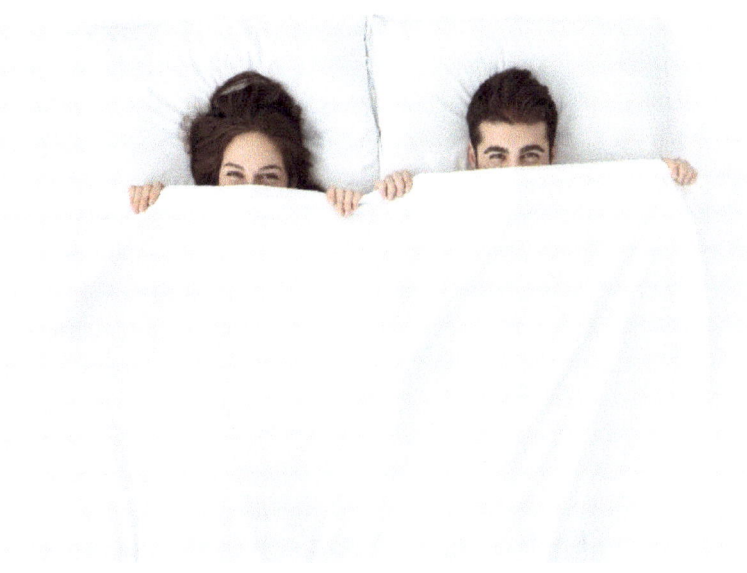

Die Gestaltung des Schlafraums spielt eine entscheidende Rolle für die Qualität unseres Schlafes und letztendlich für unser allgemeines Wohlbefinden. Eine durchdachte Gestaltung des Schlafraums kann helfen, eine beruhigende Atmosphäre zu schaffen, die das Einschlafen erleichtert und die Schlafdauer verlängert.

Zunächst ist es wichtig, eine ruhige und harmonische Umgebung zu schaffen. Dies kann durch die

Wahl der Farben und Möbel geschehen. Sanfte, beruhigende Farben wie Blau oder Grün fördern die Entspannung. Möbel sollten so angeordnet sein, dass sie eine klare Sicht auf den Raum ermöglichen, und eine Überladung mit Gegenständen sollte vermieden werden. Minimalismus ist hier oft der Schlüssel, um visuelle Unruhe zu reduzieren und den Geist zur Ruhe kommen zu lassen.

Ein weiterer Aspekt der Raumgestaltung ist die Lichtverhältnisse. Natürliches Licht hat einen positiven Einfluss auf unseren Schlaf-Wach-Rhythmus, während künstliches Licht, insbesondere in den Abendstunden, den Schlaf stören kann. Verdunkelungsvorhänge oder Jalousien sind empfehlenswert, um den Raum bei Bedarf vollständig abzudunkeln. Zudem können dimmbare Lichtquellen eingesetzt werden, um in den Abendstunden eine sanfte Beleuchtung zu schaffen, die den Körper auf die bevorstehende Nachtruhe vorbereitet.

Die Auswahl der richtigen Materialien und Textilien trägt ebenfalls zur Schlafqualität bei. Eine angenehme Matratze und Kissen sind unerlässlich, um den Körper optimal zu unterstützen. Naturmaterialien wie Baumwolle oder Leinen sind atmungsaktiv und sorgen für ein angenehmes Schlafklima. Auch die Verwendung von ätherischen Ölen oder Duftkerzen kann eine beruhigende Wirkung haben. Lavendel beispielsweise ist bekannt für seine schlaffördernden Eigenschaften und kann helfen, Stress und Angst abzubauen.

Es ist entscheidend, den Schlafraum als einen Rückzugsort der Erholung zu betrachten. Das bedeutet, dass der Raum von Arbeitsmaterialien und anderen Stressoren befreit sein sollte. Rituale wie Qigong-Übungen oder Atemtechniken vor dem Zubettgehen können dazu beitragen, den Geist zu beruhigen und den Körper optimal auf die Nacht vorzubereiten. Eine bewusste Gestaltung des Schlafraums in Verbindung mit Entspannungstechniken ist eine tolle Unterstützung für alle, die unter Schlafproblemen aufgrund von Stress und Angst leiden.

Ernährung und Schlaf

Ernährung spielt eine entscheidende Rolle für die Qualität unseres Schlafes. Viele Berufstätige haben einen hektischen Alltag, der oft zu ungesunden Essgewohnheiten führt. Eine unausgewogene Ernährung kann nicht nur die physische Gesundheit beeinträchtigen, sondern auch zu Schlafstörungen führen. Insbesondere der Konsum von Koffein und Zucker, vor allem in den Abendstunden, kann die Fähigkeit des Körpers, sich zu entspannen, stark beeinträchtigen. Es ist ratsam, auf eine ausgewogene Ernährung zu achten, die reich an Vitaminen, Mineralstoffen und Ballaststoffen ist, um sowohl die körperliche als auch die geistige Gesundheit zu fördern.

Besonders wertvoll für einen erholsamen Schlaf sind bestimmte Nahrungsmittel, die beruhigende Eigenschaften besitzen. Lebensmittel wie Bananen, Mandeln und Haferflocken enthalten Nährstoffe, die die Produktion von Melatonin und Serotonin unterstützen. Diese Hormone sind für den Schlaf-Wach-Rhythmus und die Stimmung entscheidend.

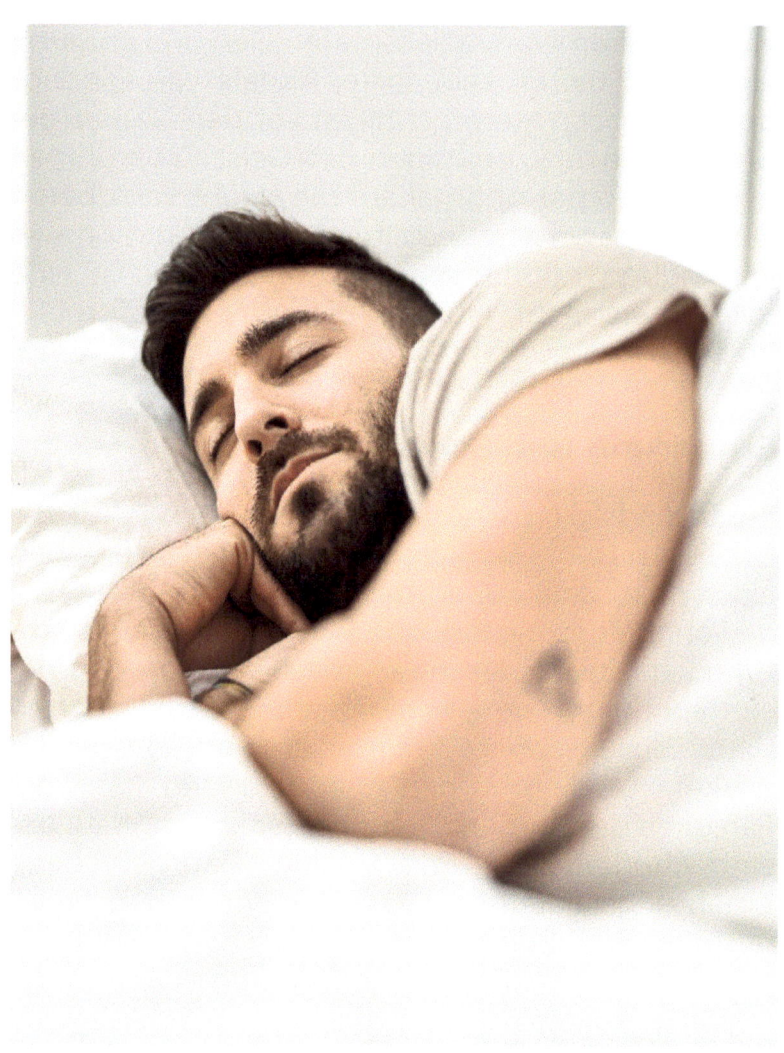

Darüber hinaus können pflanzliche Tees, wie Kamille oder Lavendel, vor dem Schlafengehen eine beruhigende Wirkung haben und helfen, den Geist zu entspannen. Indem man solche Lebensmittel in die Abendmahlzeiten integriert, kann man die Schlafqualität erheblich verbessern.

6 Lebensmittel gegen Schlafstörungen

1. Aprikose "Anti-Stress-Champion"

2. Avocado "Albtraum-Bekämpfer"

3. Kirschen "Melatonin-Bombe"

4. Sonnenblumenkerne "Muskel-Entspanner"

5. Zitronen "Schnarch-Stopper"

6. Baldriantee

7 Lebensmittel, die den Schlaf stören können

1. Ingwer.

2. Tee (grün und schwarz)

3. Knoblauch.

4. Scharfes Essen.

5. Alkohol.

6. Schokolade.

7. Lakritz.

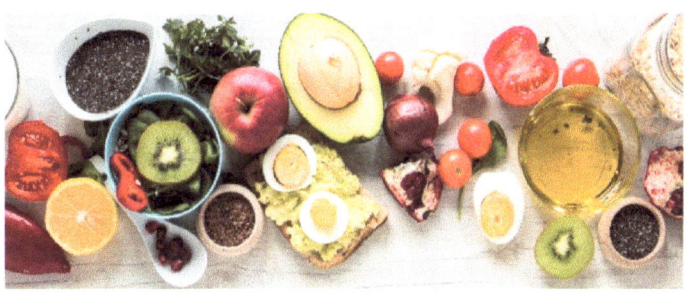

Vitamine und Mineralien sowie ihre Rolle bei der Regulierung des Schlafs

- **Vitamin D:** Studien zeigen, dass ein niedriger Vitamin-D-Spiegel Schlafstörungen verursachen kann. Obwohl ein Mangel an Vitamin D oft mit Schlafproblemen assoziiert wird, ist bislang unklar, wie man Patienten mit speziellen Vitamin-D-Präparaten gezielt bei Schlafstörungen unterstützen kan

- **Thiamin (Vitamin B1):** In einer irischen Studie wurde festgestellt, dass ältere Frauen mit Thiaminmangel, die täglich zehn Milligramm des Vitamins einnahmen, sich insgesamt besser fühlten und weniger Tagesmüdigkeit zeigten als die Teilnehmerinnen, die kein Thiamin erhielten. Zudem verbesserte sich ihr Schlafverhalten durch die Thiamin-Zufuhr. Allerdings bleibt unklar, welche Auswirkungen die Einnahme von Thiamin ohne bestehenden Mangel hat.

- **Magnesium:** Magnesium spielt eine Rolle bei der Umwandlung von Tryptophan in Serotonin und anschließend in Melatonin. Eine vergleichende Studie hat gezeigt, dass Magnesium älteren Menschen möglicherweise beim Einschlafen unterstützen kann.

- **Zink:** Forschungen haben gezeigt, dass das Spurenelement Zink eine Rolle bei der Regulierung des Schlafs spielt. Allerdings ist bislang unklar, inwieweit die Einnahme von Zink bei Schlafstörungen hilfreich sein kann.

Die Verdauung spielt ebenfalls eine wesentliche Rolle in Bezug auf den Schlaf. Ein schweres, fettreiches Abendessen kann dazu führen, dass sich der Körper mit der Verdauung beschäftigt, anstatt sich auf den Schlaf vorzubereiten. Daher ist es empfehlenswert, die letzte Mahlzeit des Tages leicht und rechtzeitig zu sich zu nehmen. Idealerweise sollte das Abendessen mindestens zwei bis drei Stunden vor dem Schlafengehen eingenommen werden. Dies gibt dem Körper genügend Zeit, die Nahrung zu verarbeiten und sich auf die Nachtruhe vorzubereiten.

Eine bewusste Ernährung kann helfen, Stress abzubauen und das allgemeine Wohlbefinden zu fördern. Omega-3-Fettsäuren, die in fettem Fisch, Chiasamen und Walnüssen vorkommen, haben entzündungshemmende Eigenschaften und können die Stimmung verbessern. Die Integration solcher Nahrungsmittel in die tägliche Ernährung kann somit auch einen positiven Einfluss auf die Schlafqualität haben, indem sie Angstzustände verringert und das innere Gleichgewicht fördert.

Zusammenfassend lässt sich sagen, dass die Beziehung zwischen Ernährung und Schlaf nicht zu unterschätzen ist. Besonders in stressreichen Zeiten sollten Sie darauf achten, was sie essen und wie es ihren Schlaf beeinflusst. Durch bewusste Ernährung, die beruhigende und schlaffördernde Nahrungsmittel einschließt, kann man nicht nur die Schlafqualität verbessern, sondern auch das allgemeine Wohlbefinden steigern. Qigong kann dabei als ergänzende Praxis dienen, um innere Ruhe zu finden und die positiven Effekte einer gesunden Ernährung zu unterstützen.

Taiji zur Förderung von Ruhe und Entspannung

In der heutigen hektischen Welt, in der wir alle häufig unter Stress und Angst leiden, ist es von größter Bedeutung, effektive Techniken zur Förderung von Ruhe und Entspannung zu erlernen. Die daoistische Philosophie und Energierbeit, bietet eine Vielzahl von Methoden, die helfen können, den Geist zu beruhigen und den Körper zu entspannen. Taiji Chuan und Taiji Qigong sind zwei Trainingssysteme, die ebenfalls Teil des chinesischen Energietrainings sind und können durch regelmäßige Praxis dazu beitragen, Körper und Geist in Harmonie zu bringen.

In den 70er Jahren stellte Professor Lin Housheng, Direktor des Shanghai Chinese Medicine Qigong Research Institute, Professor an der Shanghai Chinese Medical University und Qigong Meister, ein Set von 18 Übungen zusammen, das auf traditionellen Qigong- und Taiji Chuan-Praktiken basiert. Diese Übungen werden in chinesischen Kliniken als therapeutische Unterstützung eingesetzt. Die Abfolge der Bewegungen, von denen es verschiedene Varianten gibt, deckt den gesamten Körper ab und öffnet alle Energieleitbahnen. Diese 18 (manchmal auch nur 15 Formen) harmonischen Bewegungen bilden eine äußerst effektive Sequenz, die darauf abzielt, innere und äußere Ausgeglichenheit zu fördern, die körperliche, geistige und seelische Gesundheit zu erhalten und zu stärken, Krankheiten vorzubeugen und Heilungsprozesse zu unterstützen. In China gibt es nach wie vor etwa 40 Kliniken, in denen Qigong zur Behandlung von Krankheiten eingesetzt wird. Die Bewegungen werden unter anderem bei Bluthochdruck, Rücken- und Gelenkschmerzen, chronischer Nieren- oder Leberentzündung, Herzbeschwerden, Asthma, Diabetes, Magen-Darm-Entzündung, Übergewicht, Erschöpfung, Nervosität und Schlaflosigkeit angewendet.

Taiji Qigong - Shibashi - wird häufig auch als „Meditation in Bewegung" bezeichnet, wobei u. a. auf die Atmung, das achtsame, gleichmäßige Fließen der Bewegungen und das Lenken des Blickes besondere Aufmerksamkeit gelegt wird. Ein zentraler Aspekt der Übungen ist die Atemkontrolle. Insbesondere für Berufstätige, die oft in stressigen Situationen arbeiten, kann dieses Übungssystem schnelle Entspannung bringen und die geistige Klarheit fördern.

Taiji Chuan, auch bekannt als Schattenboxen, ist eine Kampfkunst, die im Kaiserreich China entstanden ist. Sie zählt zu den inneren Kampfkünsten für den bewaffneten oder unbewaffneten Nahkampf. Taiji wurde ursprünglich als Technik zur Selbstverteidigung entwickelt. Heutzutage wird es vor allem praktiziert, um die Konzentration zu fördern, Stress abzubauen und chronische Beschwerden zu lindern. Wie Qigong ist auch Taiji ein Teil der Traditionellen Chinesischen Medizin (TCM). Ein weiterer wichtiger Bestandteil des Taiji Chuan sind sanfte Bewegungsabläufe, die sowohl den Körper als auch den Geist harmonisieren. Diese Bewegungen sind oft fließend und harmonisch, was dazu beiträgt, Blockaden im Körper zu lösen und die Energie frei fließen zu lassen. Das Training führt nicht nur zu mehr körperlicher Stabilität, sondern auch zu mentaler Ruhe und Gelassenheit. Qigong ist für mich nach 30 Jahren Erfahrung im Coaching die Grundlage der Energiearbeit, und ohne die grundlegenden Prinzipien der Qigong-Philosophie sind die Taiji-Übungen oft leer und lediglich eine körperliche Ertüchtigung.

Die Einbindung von Meditation in die Taiji-Praxis ist äußerst wichtig. Wenn man nach den Bewegungsübungen in Stille verweilt und sich auf den eigenen Atem oder bestimmte Gedanken fokussiert, kann der Geist zur Ruhe kommen und das Qi sich bündeln

Abschließend kann gesagt werden, dass die Anwendung von Taji Qigong und Taiji Chuan zur Förderung von Ruhe und Entspannung eine wertvolle Ressource für alle ist, die unter Schlafstörungen aufgrund von Stress und Angst leiden. Durch das Erlernen und Praktizieren dieser Techniken kann jeder Mensch nicht nur die eigene Lebensqualität verbessern, sondern auch einen gesünderen Umgang mit

den Herausforderungen des Alltags entwickeln. Die regelmäßige Integration dieser Übungen in den Alltag ist ein Schritt in Richtung innerer Ruhe und langfristigem Wohlbefinden.

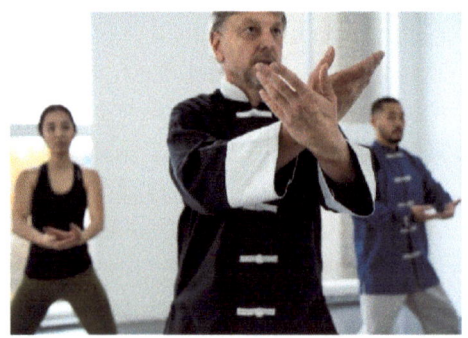

Kapitel 9

Langfristige Strategien für besseren Schlaf

Die regelmäßige Qigong-Praxis

Regelmäßige Qigong-Praxis kann entscheidend zur Verbesserung der Schlafqualität beitragen, insbesondere für Menschen, die unter Stress leiden. Die sanften Bewegungen und Atemübungen des Qigong fördern nicht nur die körperliche Entspannung, sondern unterstützen auch den Geist dabei, zur Ruhe zu kommen. Durch die regelmäßige Praxis können Verspannungen abgebaut und ein harmonisches Gleichgewicht zwischen Körper und Geist hergestellt werden, was sich positiv auf den Schlaf auswirkt.

Ein wichtiger Aspekt der Qigong-Praxis ist die Schaffung einer Routine. Indem man feste Zeiten für das Üben einplant, wird das Qigong zu einem festen Bestandteil des Alltags. Diese Regelmäßigkeit hilft nicht nur dabei, die Techniken zu verinnerlichen, sondern auch, eine tiefere Verbindung zu sich selbst aufzubauen. Für vielbeschäftigte Menschen ist es oft herausfordernd, Zeit für Entspannung zu finden, jedoch kann bereits eine kurze tägliche Praxis von 10 bis 15 Minuten signifikante Veränderungen im emotionalen und physischen Befinden bewirken.

Die Auswahl der Übungen ist ebenfalls entscheidend. Für diejenigen, die unter Schlafstörungen aufgrund von Stress und Angst leiden, sind ruhige, meditative Bewegungsabläufe besonders geeignet. Diese Übungen helfen dabei, die Gedanken zu beruhigen und die innere Unruhe zu mildern. Atemübungen, die oft Teil des Qigong sind, können helfen, die Atemfrequenz zu verlangsamen, was zu einem entspannten Zustand führt. Die Kombination aus Bewegung und bewusster Atmung schafft ein Gefühl der Sicherheit und Geborgenheit.

Eine regelmäßige Qigong-Praxis kann auch dazu führen, dass man lernt, besser mit Stress umzugehen. Die Techniken fördern Achtsamkeit und Präsenz, was bedeutet, dass man sich der eigenen Emotionen und Gedanken bewusster wird. Diese erhöhte Selbstwahrnehmung kann helfen, Stressfaktoren frühzeitig zu erkennen und gezielt zu handeln, bevor sie zu Schlafproblemen führen. Indem man lernt, im Moment zu sein, wird der Geist von unnötigen Sorgen befreit und der Körper kann sich besser entspannen.

Zusammenfassend lässt sich sagen, dass eine regelmäßige Qigong-Praxis ein wertvolles Werkzeug für Menschen ist, die unter Schlafstörungen leiden. Durch die Integration von Qigong in den Alltag können Stress und Angst nachhaltig reduziert werden. Die positiven Effekte der Übungen wirken sich nicht nur auf die Schlafqualität aus, sondern auch auf das allgemeine Wohlbefinden. Berufstätige, Studenten, Menschen in Führungspositionen und arbeitende Mütter können durch diese Praxis zu mehr innerer

Ruhe und Ausgeglichenheit finden, was letztlich zu einem gesünderen und erfüllteren Leben führt.

Lebensstiländerungen

Lebensstiländerungen spielen eine entscheidende Rolle bei der Bewältigung von Schlafstörungen. Wir stehen in der gegenwärtigen herausfordernden Zeit vor der Aufgabe, unsere Leistung ständig zu erhöhen, was oftmals zu mehr Stress und letztlich zu Schlafproblemen führen kann. Um die Schlafqualität zu verbessern, ist es wichtig, nicht nur Qigong in die tägliche Routine zu integrieren, sondern auch unseren Lebensstil zu überdenken.

Eine der effektivsten Veränderungen besteht darin, eine regelmäßige Bewegungsroutinen zu etablieren. Körperliche Aktivität hat nachweislich positive Auswirkungen auf die Schlafqualität. Qigong, mit seinen sanften Bewegungen und Atemtechniken, bietet da eine hervorragende Möglichkeit. Es kann aber auch ein Spaziergang in der Natur sein. Ich habe im Laufe der Jahre gelernt: Die Natur schenkt uns mehr Energie, als wir ahnen. Doch um sie wirklich aufzunehmen, braucht es ein fein geschultes Gespür. Durch das tägliche Qigong-Training wurde mein Körper durchlässiger, mein Geist stiller – und plötzlich begann ich zu spüren, wie das Qi der Bäume, der Erde, der Luft in mich hineinströmte. Dieses bewusste Aufnehmen verändert alles. Ein Spaziergang wird zur Energiequelle, ein stiller Moment im Grünen zur tiefen Verbindung mit dem Leben selbst. Qigong hat mir den Zugang dazu eröffnet – und ich weiß: Diese Kraft steht jedem zur Verfügung, der bereit ist, sich dafür zu öffnen.

Zusätzlich ist eine ausgewogene Ernährung von großer Bedeutung. Nahrungsmittel, die reich an Omega-3-Fettsäuren, Vitaminen und Mineralstoffen sind, unterstützen die Funktion des Nervensystems und können helfen, Stress abzubauen. Insbesondere sollten koffeinhaltige Getränke und schwere Mahlzeiten am Abend vermieden werden, um den Schlaf nicht zu stören. Stattdessen können beruhigende Tees, wie Kamille oder Lavendel, eine entspannende Wirkung erzielen und den Übergang in die Nachtruhe erleichtern.

Ein weiterer wichtiger Aspekt ist die Schaffung einer schlaffreundlichen Umgebung. Dazu gehört, den Schlafraum kühl, dunkel und ruhig zu halten. Elektronische Geräte sollten vor dem Schlafengehen abgeschaltet werden, um die Exposition gegenüber blauen Lichtstrahlen zu minimieren, die den Schlafrhythmus stören können. Die Verwendung von Aromatherapie mit beruhigenden Düften, wie etwa Lavendelöl, kann ebenfalls zur Entspannung beitragen und eine angenehme Atmosphäre schaffen, die den Schlaf fördert.

Schließlich ist es entscheidend, Stressbewältigungsstrategien zu entwickeln. Neben Qigong können auch Techniken wie Meditation, Achtsamkeit und Atemübungen helfen, den Geist zu beruhigen und Ängste abzubauen. Regelmäßige Pausen während des Arbeitstags, in denen gezielt Entspannungstechniken angewendet werden, können dazu beitragen, die mentale Belastung zu verringern. Indem wir alle diese Lebensstiländerungen in unseren Alltag integrieren, können wir nicht nur unsere

Schlafqualität verbessern, sondern auch ein insgesamt glücklicheres Leben führen.

Das Erstellen eines persönlichen Schlafplans

Das Erstellen eines persönlichen Schlafplans ist ein wesentlicher Schritt für alle, die unter Schlafstörungen leiden. Ein individueller Schlafplan hilft dabei, den Schlafrhythmus zu regulieren und Stress sowie Angst zu reduzieren. Zunächst ist es wichtig, die eigenen Schlafgewohnheiten zu analysieren. Notieren Sie, wann Sie ins Bett gehen, wann Sie aufstehen und wie oft Sie in der Nacht aufwachen. Diese Informationen bieten wertvolle Einblicke in Ihre Schlafqualität und helfen Ihnen, Muster zu erkennen, die möglicherweise zu Ihrer Schlaflosigkeit beitragen.

Im nächsten Schritt sollten Sie feste Schlafzeiten festlegen. Es ist hilfreich, jeden Tag zur gleichen Zeit ins Bett zu gehen und aufzustehen, auch an Wochenenden. Diese Regelmäßigkeit unterstützt den natürlichen zirkadianen Rhythmus des Körpers und fördert eine bessere Schlafqualität. Darüber hinaus sollten Sie die vor dem Schlafengehen verbrachte Zeit bewusst gestalten. Entspannende Rituale, wie das Praktizieren von Qigong oder das Lesen eines Buches, können helfen, den Geist zur Ruhe zu bringen und die Vorbereitung auf den Schlaf zu erleichtern.

Ein weiterer wichtiger Aspekt Ihres Schlafplans ist die Gestaltung des Schlafumfelds. Achten Sie darauf, dass Ihr Schlafzimmer dunkel, ruhig und kühl ist. Verwenden Sie gegebenenfalls Verdunkelungs-vorhänge oder Augenmasken, um das Licht zu blo-ckieren, und Ohrstöpsel oder eine weiße Geräusch-maschine, um Störungen durch Lärm zu minimie-ren. Darüber hinaus sollten elektronische Geräte wie Smartphones oder Fernseher vor dem Schlafenge-hen aus dem Schlafzimmer verbannt werden, um die Qualität des Schlafes nicht zu beeinträchtigen.

Zusätzlich zur Gestaltung Ihrer Schlafumgebung kann die Integration von Qigong-Übungen in Ihren Schlafplan von großem Nutzen sein. Regelmäßige Qigong-Praktiken helfen, Stress abzubauen und die innere Ruhe zu fördern. Führen Sie einfache Atem-übungen oder sanfte Bewegungen in den Abend-stunden durch, um Körper und Geist auf den Schlaf vorzubereiten. Diese Techniken können auch hel-fen, die Achtsamkeit zu steigern und negative Ge-dankenmuster zu durchbrechen, die oft mit Schlaf-störungen verbunden sind.

Schließlich ist es wichtig, Ihren Schlafplan regelmä-ßig zu überprüfen und anzupassen. Achten Sie da-rauf, wie gut Sie schlafen und ob sich Ihre Schlafqua-lität verbessert hat. Seien Sie geduldig, denn Verän-derungen brauchen Zeit. Wenn Sie feststellen, dass bestimmte Elemente Ihres Plans nicht funktionie-ren, scheuen Sie sich nicht, Anpassungen vorzuneh-men. Ein personalisierter Schlafplan ist ein dynami-sches Werkzeug, das mit Ihnen wachsen sollte, um die bestmöglichen Ergebnisse in der Bekämpfung von Schlafstörungen zu erzielen.

Kapitel 10

Schlussgedanken

Eine Zusammenfassung der wichtigsten Erkenntnisse

In meiner persönlichen Qigong-Praxis habe ich erlebt, wie wohltuend die langsamen Bewegungen und die bewusste Atmung sind und welche positiven Effekte sie haben. Über 25 Jahre habe ich mit meinem chinesischen Qigong-Meister das Energietraining studiert und praktiziert, und erst rückblickend wurde mir meine physische und psychische Transformation bewusst. Mit jeder Übungssequenz verändert sich etwas, und wir können lernen, unseren Körper und unsere eigene Schwingung bewusst wahrzunehmen. Diese Übungen gehen tiefer als man am Anfang wahrnimmt.

Sie helfen nicht nur, körperliche Verspannungen und Blockaden zu lösen, sondern verbinden uns wieder mit unserem 'wahren Ich'. Mit der Zeit stellte sich ein inneres Gleichgewicht ein – ein Gefühl von Verbundenheit mit sich selbst. Besonders abends spüre ich, wie Qigong mir hilft, den Tag loszulassen und leichter in einen tiefen, erholsamen Schlaf zu finden.

In der heutigen schnelllebigen Welt sind Schlafstörungen ein weit verbreitetes Problem. Stress und Angst sind häufige Auslöser für Schlafprobleme, die sich negativ auf die Gesundheit und das allgemeine

Wohlbefinden auswirken können. Die Praxis des Qigong bietet eine wirksame Methode, um innere Ruhe zu finden und die Schlafqualität zu verbessern. Diese Zusammenfassung beleuchtet die wichtigsten Erkenntnisse, die in diesem Buch behandelt werden.

Erstens zeigt die Forschung, dass Qigong nicht nur die körperliche, sondern auch die geistige Gesundheit fördert. Die sanften Bewegungen und Atemtechniken helfen, das Nervensystem zu beruhigen und den Stresspegel zu senken. Berufstätige und Menschen in Führungspositionen, die oft unter hohem Druck stehen, können durch regelmäßige Qigong-Praxis lernen, ihre Reaktionen auf stressige Situationen zu kontrollieren und somit die Wahrscheinlichkeit von Schlafstörungen zu verringern. Diese Technik fördert eine tiefere Entspannung, die für einen erholsamen Schlaf unerlässlich ist.

Zweitens wird im Buch darauf hingewiesen, dass Qigong auch bei der Bewältigung von Angstzuständen hilfreich sein kann. Die langsamen, rhythmischen Bewegungen und die Konzentration auf den Atem ermöglichen es den Praktizierenden, sich von belastenden Gedanken zu distanzieren. Dies ist besonders wichtig für Menschen, die oft von Leistungsdruck und Prüfungsangst geplagt werden. Durch die Integration von Qigong in ihren Alltag können sie nicht nur ihre Angst reduzieren, sondern auch ihre Konzentration und Leistungsfähigkeit steigern.

Ein weiterer zentraler Punkt ist die Bedeutung der regelmäßigen Praxis. Um die positiven Effekte von

Qigong auf den Schlaf zu maximieren, ist es entscheidend, eine Routine zu entwickeln. Für Berufstätige kann es herausfordernd sein, Zeit für sich selbst zu finden. Dennoch zeigt das Buch, dass bereits kurze tägliche Einheiten von Qigong signifikante Verbesserungen der Schlafqualität bewirken können. Selbst 10 bis 15 Minuten tägliche Praxis können ausreichen, um die innere Balance wiederherzustellen und die Schlafstörungen zu lindern.

Schließlich wird betont, dass Qigong nicht nur eine Technik zur Stressbewältigung ist, sondern auch eine Lebensweise darstellt. Es fördert ein ganzheitliches Verständnis von Gesundheit, das Körper, Geist und Seele in Einklang bringt. Durch die Anwendung der Prinzipien von Qigong können Leser nicht nur ihre Schlafprobleme angehen, sondern auch ein erfüllteres, ausgeglicheneres Leben führen. Die Erkenntnisse dieses Buches bieten wertvolle Werkzeuge, um die Herausforderungen des modernen Lebens zu meistern und die eigene Gesundheit nachhaltig zu stärken.

Der Weg zu innerer Ruhe

Der Weg zu innerer Ruhe beginnt mit der Selbstkultivierung.

Wenn ich heute auf meinen Weg zurückblicke, wird mir immer klarer, wie sehr die Reise nach innen im Mittelpunkt meines Lebens steht. Die äußeren Begegnungen mit Lehrern, Traditionen und Praktiken waren wie Türen – doch durchgehen musste ich selbst. In der Dao Kultur, die mich tief berührt hat, gilt Selbstkultivierung als das höchste Ziel. Der

Mensch wird als Energiewesen verstanden – mit der Aufgabe, seine Lebensenergie zu verfeinern, zu nähren und in Einklang mit dem natürlichen Fluss des Dao zu bringen.

Dieses Wissen fühlte sich für mich von Anfang an vertraut an, wie eine Erinnerung an etwas, das ich nie ganz vergessen hatte. Und doch musste ich feststellen, wie wenig davon im Westen bekannt oder anerkannt ist. Ein Arzt sagte mir einmal, solche Methoden seien „mittelalterlich". Damals war ich irritiert – heute sehe ich, wie sehr die Schulmedizin in ihren Möglichkeiten begrenzt ist. Sie behandelt den Körper, oft sogar sehr effektiv – aber sie kennt die subtilen Ebenen des Menschseins kaum.

Durch die Praxis von Qigong, Reiki und Yoga habe ich erfahren, dass wahre Heilung nicht durch äußere Eingriffe geschieht, sondern durch innere Verbindung – mit der eigenen Energie, mit dem Herzen, mit dem Leben selbst. Es ist ein stiller, aber tiefgreifender Prozess, der mich immer wieder zurückführt zu dem, was ich wirklich bin.

In Zusammenarbeit mit meinem Qigong-Meister durfte ich viele Menschen auf ihrem Weg der Heilung begleiten. Dabei habe ich nicht nur bei anderen, sondern auch in mir selbst viel erkannt und gelernt. Die wichtigste Erkenntnis war: Heilung beginnt mit Eigenverantwortung. Es reicht nicht, auf äußere Hilfe zu hoffen oder Symptome zu betäuben. Jeder Mensch ist aufgefordert, seinen Lebensstil zu hinterfragen, sich selbst zu kultivieren und die Verbindung zu seinem inneren Gleichgewicht wiederherzustellen. Natürlich ist es verlockend, einfach eine Tablette zu nehmen – zum Beispiel gegen Schlaflosigkeit. Doch das ist bestenfalls eine oberflächliche Lösung, die meist mit Nebenwirkungen einhergeht.

Qigong dagegen geht tiefer. Wer diese Kunst ernsthaft praktiziert, lernt, den eigenen Körper und Geist bewusst zu führen. Ich habe erlebt, was es heißt Qigong richtig zu praktizieren, wenn mein Lehrer müde war legte er sich hin und schlief – ganz gleich, wie viel um ihn herum geschah. Und wenn er müde wurde, aber wach bleiben musste, sammelte er gezielt seine Energie, bis er wieder ganz klar und präsent war. Das hat nichts mit Magie zu tun. Es ist auch kein Geheimnis. Es ist schlicht und einfach – Training. Konsequente innere Arbeit, liebevolle Achtsamkeit und der Wille, wirklich Verantwortung für das eigene Leben zu übernehmen.

Die Prinzipien von Qigong beruhen auf der Harmonisierung von Körper, Geist und Energie. Qigong-Übungen sind unkompliziert und teilweise unscheinbar, was häufig nicht das Interesse weckt, im Gegensatz zu den Yogaübungen, die man im Internet findet. Man sollte den Effekt nicht unterschätzen, wenn man das Übungssystem korrekt anwendet.

Schließlich ist es wichtig, Qigong nicht nur als eine Sammlung von Techniken zu betrachten, sondern als einen ganzheitlichen Ansatz zur Förderung des Wohlbefindens und der spirituellen Entwicklung.

Qigong & Schlafgesundheit – Das Gesundheitskonzept von morgen

Die Zukunftsaussichten für Qigong und Schlafgesundheit sind vielversprechend, insbesondere in einer Zeit, in der Stress und Angst zunehmend zu einer Herausforderung für viele Berufstätige, Studenten, Führungskräfte und arbeitende Eltern werden. Die zunehmende Anerkennung von ganzheitlichen Ansätzen zur Gesundheitsförderung hat dazu geführt, dass Qigong als wirksame Methode zur Verbesserung des Schlafs und zur Linderung von Stresssymptomen immer mehr Beachtung findet. Durch die Integration von Qigong in den Alltag können Menschen nicht nur ihre Schlafqualität verbessern, sondern auch ein größeres Bewusstsein für ihren Körper und Geist entwickeln.

Die wissenschaftliche Forschung zu Qigong und dessen Einfluss auf die Schlafgesundheit nimmt stetig zu. Studien zeigen, dass regelmäßige Qigong-Praxis nicht nur die körperliche Entspannung fördert, sondern auch die Stressreaktion des Körpers reguliert. Für Berufstätige, die oft unter hohem Druck stehen, kann dies eine entscheidende Rolle spielen, um den Teufelskreis aus Stress und Schlaflosigkeit zu durchbrechen. Die Entwicklung neuer Forschungsprojekte und klinischer Studien wird dazu beitragen, die Wirksamkeit von Qigong als Therapieoption für Schlafstörungen weiter zu validieren.

Ein weiterer Zukunftstrend ist die Digitalisierung von Gesundheitsangeboten, die auch Qigong-Übungen umfasst. Online-Kurse und Apps bieten den Vorteil, dass sie leicht zugänglich sind und es den Nutzern ermöglichen, die Übungen an ihre individuellen Bedürfnisse und Zeitpläne anzupassen. Dies ist besonders vorteilhaft für vielbeschäftigte Personen, die möglicherweise nicht die Zeit oder Möglichkeit haben, an Präsenzkursen teilzunehmen. Die Flexibilität und Vielfalt dieser Angebote kann dazu beitragen, mehr Menschen für die Vorteile von Qigong zu sensibilisieren und ihnen zu helfen, die Schlafgesundheit zu verbessern. Ich möchte jedoch immer wieder hervorheben, dass die effektive Durchführung der Übungen nur durch einen qualifizierten Lehrer gewährleistet werden kann.

Zusätzlich wird die Integration von Qigong in betriebliche Gesundheitsprogramme immer relevanter. Unternehmen erkennen zunehmend die Bedeutung der mentalen Gesundheit ihrer Mitarbeiter und implementieren Programme, die Stressbewältigung und Schlafgesundheit fördern. Qigong kann hier eine wertvolle Ressource sein, um ein positives Arbeitsumfeld zu schaffen und die Produktivität zu steigern. Solche Initiativen können nicht nur die Lebensqualität der Mitarbeiter verbessern, sondern auch die Unternehmenskultur nachhaltig beeinflussen.

Aus meiner Sicht bietet Qigong gerade im Umgang mit Schlafstörungen und innerer Unruhe einen sanften, aber wirkungsvollen Weg. In all den Jahren habe ich erlebt, wie sich durch einfache Übungen tiefe Ruhe einstellen kann – ganz ohne Druck, ohne Technik, nur durch bewusste Bewegung und Atmung.

Es freut mich zu sehen, dass auch die Forschung und das Gesundheitswesen Qigong zunehmend ernst nehmen – und dass immer mehr Menschen diesen Weg für sich entdecken.

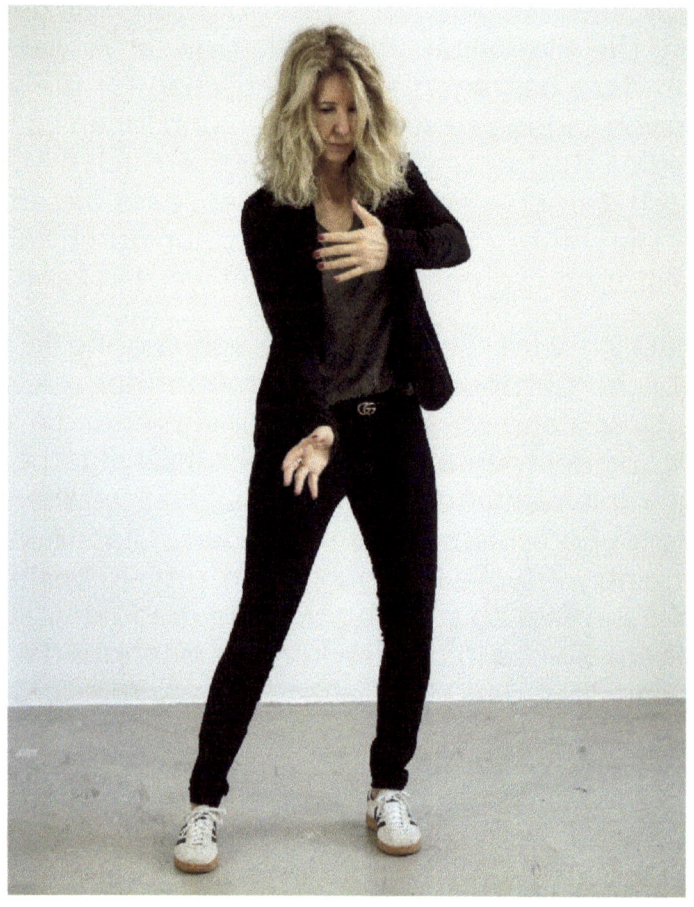

Denn erholsamer Schlaf beginnt nicht im Kopf, sondern in der Verbindung zu uns selbst – und genau dort setzt Qigong an. *Alexandra Bauschat*

Selbsttest:

Leide ich unter Schlafproblemen?

Beantworte die folgenden Fragen mit *„Ja"* oder *„Nein"*.

○ Fällt es dir schwer, abends zur Ruhe zu kommen oder einzuschlafen, obwohl du müde bist?

○ Wachst du nachts regelmäßig auf und hast Schwierigkeiten, wieder einzuschlafen?

○ Wirst du morgens früher wach, als du möchtest, und kannst dann nicht mehr einschlafen?

○ Fühlst du dich nach dem Aufwachen häufig nicht erholt, obwohl du genug Stunden geschlafen hast?

○ Leidest du tagsüber unter Müdigkeit, Konzentrationsschwierigkeiten oder Reizbarkeit?

○ Denkst du oft schon vor dem Zubettgehen darüber nach, ob du wieder schlecht schlafen wirst?

○ Greifst du regelmäßig zu Schlafmitteln oder Alkohol, um besser einschlafen zu können?

○ Hörst du von anderen, dass du laut schnarchst oder Atemaussetzer hast?

○ Arbeitest du oft bis spät in die Nacht oder nutzt elektronische Geräte im Bett?

○ Verändert sich dein Schlafrhythmus stark zwischen Wochentagen und dem Wochenende?

Auswertung

- **0–2 „Ja"**: Du scheinst keine ernsthaften Schlafprobleme zu haben. Achte dennoch auf gute Schlafgewohnheiten.

- **3–5 „Ja"**: Es könnten erste Anzeichen von Schlafproblemen vorliegen. Beobachte dein Schlafverhalten über einen längeren Zeitraum.

- **6 oder mehr „Ja"**: Du leidest wahrscheinlich unter Schlafstörungen. Es wäre ratsam, professionelle Hilfe (z. B. Schlafmedizin, Hausarzt) in Anspruch zu nehmen.

Wichtig: Sollten die Schlafstörungen trotz einer Verbesserung Ihrer Schlafgewohnheiten und der Schlafumgebung und der Übungen über längere Zeit bestehen bleiben oder stark belastend sein, ist es ratsam, mit Ihrer Hausärztin oder Ihrem Hausarzt zu sprechen – insbesondere, wenn Sie tagsüber stark müde sind oder Ihre Konzentration beeinträchtigt ist.

Kurse, Trainer Ausbildungen und Workshops finden derzeit in Berlin und auf Aruba statt. Workshops zu Themen wie Stressbewältigung, Selbstkultivierung und Gesundheitsprävention sind in deutscher und englischer Sprache in ganz Europa buchbar.

Videos und Übungssequenzen finden Sie auf meinem YouTube-Kanal:

Yoga & Qigong mit Alexandra Bauschat

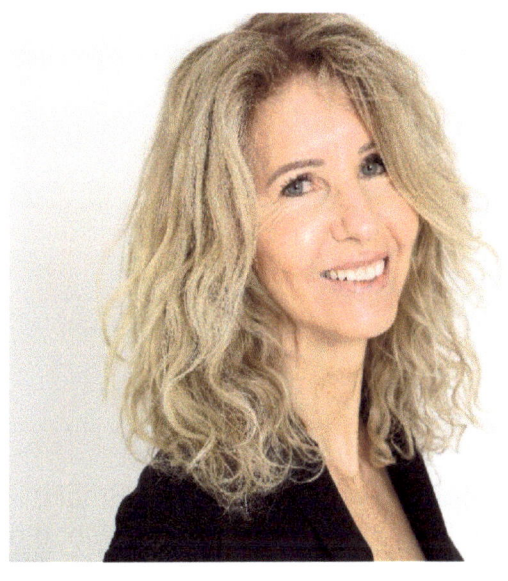

Email: energietraining@gmail.com

Website: www.yoga-qigong.berlin

Verlag: BoD · Books on Demand GmbH,
Überseering 33, 22297 Hamburg, bod@bod.de
Druck: Libri Plureos GmbH, Friedensallee 273,
22763 Hamburg
ISBN: 978-3-7693-7906-8

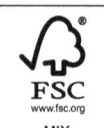